BestMasters

Mit „**BestMasters**" zeichnet Springer die besten Masterarbeiten aus, die an renommierten Hochschulen in Deutschland, Österreich und der Schweiz entstanden sind. Die mit Höchstnote ausgezeichneten Arbeiten wurden durch Gutachter zur Veröffentlichung empfohlen und behandeln aktuelle Themen aus unterschiedlichen Fachgebieten der Naturwissenschaften, Psychologie, Technik und Wirtschaftswissenschaften. Die Reihe wendet sich an Praktiker und Wissenschaftler gleichermaßen und soll insbesondere auch Nachwuchswissenschaftlern Orientierung geben.

Springer awards **"BestMasters"** to the best master's theses which have been completed at renowned Universities in Germany, Austria, and Switzerland. The studies received highest marks and were recommended for publication by supervisors. They address current issues from various fields of research in natural sciences, psychology, technology, and economics. The series addresses practitioners as well as scientists and, in particular, offers guidance for early stage researchers.

Kristin Klinner

Der Pflegeprozess im Unterricht

Eine empirische Perspektive auf die Reflexion pflegerischer Handlungsverständnisse im Pflegeunterricht

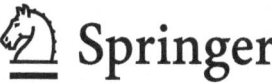

Kristin Klinner
Erziehungswissenschaften
Technische Universität Dresden
Dresden, Deutschland

ISSN 2625-3577 ISSN 2625-3615 (electronic)
BestMasters
ISBN 978-3-658-46632-9 ISBN 978-3-658-46633-6 (eBook)
https://doi.org/10.1007/978-3-658-46633-6

Die Deutsche Nationalbibliothek verzeichnet diese Publikation in der Deutschen Nationalbibliografie; detaillierte bibliografische Daten sind im Internet über https://portal.dnb.de abrufbar.

© Der/die Herausgeber bzw. der/die Autor(en), exklusiv lizenziert an Springer Fachmedien Wiesbaden GmbH, ein Teil von Springer Nature 2024

Das Werk einschließlich aller seiner Teile ist urheberrechtlich geschützt. Jede Verwertung, die nicht ausdrücklich vom Urheberrechtsgesetz zugelassen ist, bedarf der vorherigen Zustimmung des Verlags. Das gilt insbesondere für Vervielfältigungen, Bearbeitungen, Übersetzungen, Mikroverfilmungen und die Einspeicherung und Verarbeitung in elektronischen Systemen.
Die Wiedergabe von allgemein beschreibenden Bezeichnungen, Marken, Unternehmensnamen etc. in diesem Werk bedeutet nicht, dass diese frei durch jede Person benutzt werden dürfen. Die Berechtigung zur Benutzung unterliegt, auch ohne gesonderten Hinweis hierzu, den Regeln des Markenrechts. Die Rechte des/der jeweiligen Zeicheninhaber*in sind zu beachten.
Der Verlag, die Autor*innen und die Herausgeber*innen gehen davon aus, dass die Angaben und Informationen in diesem Werk zum Zeitpunkt der Veröffentlichung vollständig und korrekt sind. Weder der Verlag noch die Autor*innen oder die Herausgeber*innen übernehmen, ausdrücklich oder implizit, Gewähr für den Inhalt des Werkes, etwaige Fehler oder Äußerungen. Der Verlag bleibt im Hinblick auf geografische Zuordnungen und Gebietsbezeichnungen in veröffentlichten Karten und Institutionsadressen neutral.

Planung/Lektorat: Renate Scheddin
Springer ist ein Imprint der eingetragenen Gesellschaft Springer Fachmedien Wiesbaden GmbH und ist ein Teil von Springer Nature.
Die Anschrift der Gesellschaft ist: Abraham-Lincoln-Str. 46, 65189 Wiesbaden, Germany

Wenn Sie dieses Produkt entsorgen, geben Sie das Papier bitte zum Recycling.

Statt eines Vorworts: Danke

Die vorliegende Arbeit ist eine etwas überarbeitete Variante meiner wissenschaftlichen Arbeit im Rahmen der ersten Staatsprüfung für das Lehramt an berufsbildenden Schulen. Entstanden ist sie vor dem Hintergrund, dass die Steuerung des Pflegeprozesses erstmals als eine der professionellen Pflege vorbehaltene Tätigkeit im Gesetz über die Pflegeberufe (PflBG) festgeschrieben wurde. Dieser Umstand hat Auswirkungen auf die Gestaltung der Ausbildung zur Pflegefachperson: Der Pflegeprozesses dient noch mehr als bisher als ein Orientierungspunkt für den theoretischen Unterricht am Lernort Schule. Zur (späteren) Umsetzung des Pflegeprozesses als Problemlöse- und Beziehungsprozess ist zudem ein differenziertes pflegerisches Handlungsverständnis erforderlich, welches im Rahmen der Ausbildung zur Pflegefachperson angebahnt werden soll. Ausgehend von dieser Annahme ist daher auch von Interesse, welches Pflegeverständnis Lehrende ihrem (Pflege-) Unterricht zugrunde legen. In einem kleinen und begrenzten Rahmen wollte diese Abschlussarbeit daher eine empirische Perspektive auf den Pflegeprozess und die Reflexion pflegerischer Handlungsverständnisse im theoretischen Unterricht des Ausbildungsgangs Pflegefachfrau/ Pflegefachmann eröffnen.

Die vorliegende Arbeit ist das zudem das Ergebnis eines Prozesses, der sich über ein halbes Jahr erstreckt hat. Und auch wenn ich diese Arbeit selbstständig verfasst habe, gibt es einige Menschen, ohne die diese Zeit wahrscheinlich ganz anders verlaufen wäre: Vor allem danke ich den Personen, die sich für ein Interview zur Verfügung gestellt haben. Ohne die mit den Interviews verbundenen Erfahrungen, Eindrücke und Einblicke hätte ich die Arbeit überhaupt nicht schreiben können!

Weiterhin gilt mein Dank Herrn Dr. phil. Jonas Hänel und Frau Professorin Dr. phil. Anja Walter – für wertschätzende Rückmeldungen, konstruktive Ratschläge und Anregungen in den Konsultationen ebenso wie für die Möglichkeit, jederzeit Fragen stellen zu dürfen.

Franziska, Claudia, Heidi, Clemens, Hannes und Romy danke ich für die Zeit, die ich während des Studiums mit ihnen verbringen durfte – für Gespräche, (Seminar-) Erlebnisse, Mensapausen … Ihr wisst schon, wofür.

Zuletzt sei den wichtigsten Menschen gedankt: meinen Freunden sowie meiner Familie, für ihre Geduld und ihren Beistand. Ganz besonders gilt dies für meinen Mann – Diskussionspartner, Ratgeber und Fels in der Brandung, und für unsere Tochter – die Erinnerung daran, was zählt.

When oceans rise, my soul will rest in your embrace.– Dem, der mich all die Zeit getragen hat: Danke.

Inhaltsverzeichnis

1	**Einleitung**	1
1.1	Die Problemstellung: Der Pflegeprozess im Unterricht	1
1.2	Ziel der Arbeit und Forschungsfragen	4
1.3	Aufbau der Arbeit	4
2	**Der Pflegeprozess als Handlungsmodell für das Berufsfeld Pflege**	7
2.1	Ein Definitionsversuch pflegerischen Handelns	7
2.2	Der Pflegeprozess als Arbeitsmethode der Pflege	10
2.2.1	Der Pflegeprozess als Problemlöseprozess	11
2.2.2	Der Pflegeprozess als Beziehungsprozess	14
3	**Der Pflegeprozess als Orientierungspunkt für die Gestaltung des theoretischen Unterrichts in der generalistischen Ausbildung**	17
3.1	Gesetzliche Vorgaben nach dem PflBG sowie der PflAPrV	17
3.2	Das Lernen im Pflegeprozess	19
4	**Aktueller Forschungsstand**	23
4.1	Der bisherige Einbezug des Pflegeprozesses in den Pflegeunterricht	24
4.2	Der Einbezug des Pflegeprozesses in den Unterricht der generalistischen Pflegeausbildung	27
5	**Begründen des gewählten Forschungsansatzes und -designs**	31

6	**Datenerhebung mittels des problemzentrierten Interviews**	35
6.1	Die theoretischen Grundannahmen des problemzentrierten Interviews	35
6.2	Die Erhebungsinstrumente und Kommunikationsstrategien des problemzentrierten Interviews	37
6.3	Die Gestaltung der problemzentrierten Interviews	38
6.3.1	Das Erstellen der Erhebungsinstrumente	38
6.3.2	Das Durchführen der problemzentrierten Interviews	41
6.3.3	Berücksichtigung forschungsethischer Aspekte	43
6.4	Ein Überblick über die erhobenen Daten	44

7	**Datenaufbereitung und -auswertung mittels der dokumentarischen Methode**	47
7.1	Die theoretischen Grundannahmen der dokumentarischen Methode	47
7.2	Die Interpretationsschritte der dokumentarischen Methode	50
7.2.1	Formulierende Interpretation	50
7.2.2	Reflektierende Interpretation	53
7.2.3	Typenbildung	58
7.2.4	Das konkrete Vorgehen in der Staatsexamensarbeit	59

8	**Darstellen der empirisch gewonnenen Erkenntnisse**	61
8.1	Maja Müller (I-01)	62
8.1.1	Pflege als das Gestalten einer für die zu Pflegenden besonderen Situation	62
8.1.2	Das Gestalten des Unterrichts als Aufzeigen von Bezügen zwischen theoretischen Inhalten und praktischem Handeln	67
8.1.3	Der Einbezug des Pflegeprozesses als schleichendes Einbinden	69
8.2	Johannes Meier (I-02)	71
8.2.1	Pflege als das Erkennen und Erfüllen der Bedürfnisse zu Pflegender	72
8.2.2	Das Gestalten des Unterrichts als Vermitteln von hard facts bzw. hard skills	74
8.2.3	Der Einbezug des Pflegeprozesses als intuitives Berücksichtigen einzelner Schritte	76
8.3	Katja Schulze (I-03)	78
8.3.1	Pflege als das Anpassen von standardisierten Vorgaben an den Einzelfall	78

		8.3.2	Das Gestalten des Unterrichts durch „praktisches Üben" und emotionale Bezüge	81
		8.3.3	Der Einbezug des Pflegeprozesses als *bunt gemischtes Vorgehen*	83
	8.4	Reflexion der eingebrachten Dokumente		85
	8.5	Zusammenfassung der dargestellten Orientierungen		88
		8.5.1	Orientierungen hinsichtlich des Pflegeverständnisses	88
		8.5.2	Orientierungen hinsichtlich des Gestaltens von Unterricht	90
		8.5.3	Orientierungen hinsichtlich des Einbezugs des Pflegeprozesses in den Unterricht	92
9	**Diskussion der empirisch gewonnenen Ergebnisse**			95
	9.1	Dem Unterricht zugrundeliegende Pflegeverständnisse		95
	9.2	Das Einbinden des Pflegeprozesses in den Unterricht		99
	9.3	Aufzeigen von Limitationen		102
10	**Fazit**			105
Literaturverzeichnis				111

Abkürzungsverzeichnis

BIBB	Bundesinstitut für Berufsbildung
CE	Curriculare Einheit
DSGVO	Datenschutz- Grundverordnung
IPflEB- BFS	Projekt Implementierung der Ausbildung nach Pflegeberufegesetz an sächsischen Berufsfachschulen
KMK	Ständige Kultusministerkonferenz
NEKSA	Projekt Neu Kreieren Statt Addieren – die neue Pflegeausbildung im Land Brandenburg curricular gestalten
OT	Oberthema
PflAPrV	Pflege- Ausbildungs- und Prüfungsverordnung
PflBG	Pflegeberufegesetz
PZI	Problemzentriertes Interview
UT	Unterthema

Abbildungsverzeichnis

Abbildung 2.1	Grundschritte des sechsstufigen Pflegeprozesses und deren Beziehung zueinander	13
Abbildung 2.2	Schritte des Pflegeprozesses nach Fiechter & Meier	15
Abbildung 3.1	(Verkürzte) Zuordnung der Kompetenzbereiche I und II zu ihren jeweiligen Schwerpunkten	18
Abbildung 6.1	Aufbauprinzip des Leitfadens	41
Abbildung 6.2	Überblick über die erhobenen Daten	45
Abbildung 7.1	Sinngehalt, Stufen und Zwischenstufen der dokumentarischen Interpretation von Interviews	50
Abbildung 7.2	Auszug aus dem thematischen Verlauf des Interviews mit Maja Müller	52
Abbildung 7.3	Fallinterner Vergleich von Äußerungen zum persönlichen Pflegeverständnis im Interview von Maja Müller	56
Abbildung 7.4	Vorgehen im Schritt der komparativen Sequenzanalyse	57
Abbildung 8.1	Formulierende Interpretation zum Interview Maja Müller, A.6; (OT= Oberthema, UT = Unterthema)	63

Einleitung 1

1.1 Die Problemstellung: Der Pflegeprozess im Unterricht

„Na ja, wenn ich denen jetzt direkt ins Gesicht sage: ‚So, wir wollen jetzt den Pflegeprozess mal wieder anwenden.', dann kommt erstmal nur ein Stöhnen (lacht). Also, die finden das jetzt nicht so toll. Also, wenn ich es ein bisschen versteckter mache und nicht so offensichtlich. Sondern eben so, das, so tippel- tappel- tour, so bisschen in den Unterricht einbaue, dann durchschauen die das häufig nicht ganz so schnell und dann (lacht) geht das meistens besser." (I-01, A. 46)

So beschreibt und begründet Maja Müller[1], eine von mir im Rahmen der Forschung zur Staatsexamensarbeit befragte Lehrerin für Pflegeberufe, wie sie den Pflegeprozess konkret in ihren Unterricht am Lernort Schule einbezieht. Doch warum ist das Einbeziehen des Pflegeprozesses relevant für den Unterricht im Ausbildungsgang Pflegefachfrau/ Pflegefachmann? Und warum ist der *Pflegeprozess im Unterricht* Thema der vorliegenden Arbeit?

Ein kurzer Abriss zum Beantworten dieser Fragen soll nachfolgend gegeben werden:

Der Pflegeprozess selbst gilt als die „strukturgebende, berufsspezifische Arbeitsmethode" (Fachkommission 2020, 8) der Pflege. In ihm werden in einem systematischen Verfahren und

---

[1] Alle in der Arbeit genannten Namen der Interviewpartner: innen sind im Verlauf der Datenaufbereitung erstellte Pseudonyme.

„ausgehend von einer anhand von geeigneten Instrumenten festgestellten Bedarfslage passgenaue und der aktuellen Studienlage zufolge mit hoher Wahrscheinlichkeit wirksame Interventionen ausgewählt und angewendet und im Anschluss bezogen auf ihre Wirkungen im individuellen Fall hin evaluiert" (Darmann- Finck 2020a, 17).

Gleichzeitig ereignen sich Pflegehandlungen in komplexen Interaktionssituationen (Fachkommission 2020, 8). Von Pflegenden ist in diesem Zusammenhang gefordert, die Situation auch in ihrer Eigendynamik wahrnehmen und deuten zu können (Bräutigam 2003, 135 f.; Remmers 2000, 170) sowie darauf aufbauend konkrete Erfordernisse zur Situationsbewältigung abzuleiten (Weidner 2004, 49). Herausforderungen bestehen zudem in der Ungewissheit, unter der pflegerisches Handeln stattfindet, sowie in teilweise „diffusen Rollenanteile[n] in der Interaktion" (Fachkommission 2020, 8) zwischen Pflegenden und zu Pflegenden. Das Umsetzen des Pflegeprozesses stellt somit eine komplexe und herausfordernde Tätigkeit dar, die von Pflegenden ein differenziertes Verständnis ihres Handelns erfordert (Fachkommission 2020, 8 ff.).

Im Rahmen des Pflegeberufegesetzes (PflBG) wurde die Pflegeprozessverantwortung, d. h. die Steuerung des Pflegeprozesses, erstmals gesetzlich als eine professionell Pflegenden vorbehaltene Tätigkeit festgelegt (§ 4 PflBG; Weidner 2019, 72). Auch für die Gestaltung der 2020 gestarteten generalistischen Ausbildung (BMFSFJ 2020) hat dies Konsequenzen: U.a. bedingt durch den starken Fokus der in Anlage 1 bis 4 der Ausbildungs- und Prüfungsverordnung für die Pflegeberufe (PflAPrV) formulierten Kompetenzbereiche 1 und 2 auf den Pflegeprozess ergibt sich die Notwendigkeit, den Pflegeprozess als ein zentrales Handlungsmodell der Pflege in den Unterricht einzubinden. Die Pflegeprozessorientierung ist daher neben Kompetenzorientierung, Situationsorientierung und der Entwicklungslogik ein zentrales Konstruktionsprinzip im durch die Fachkommission nach § 53 PflBG erarbeiteten Rahmenlehrplan (Fachkommission 2019, 9 f.), welcher von den meisten Bundesländern übernommen wurde (Saul & Jürgumen 2021, 55).

Der systematische Einbezug des Pflegeprozesses in jeder curricularen Einheit (CE) in Form von Situationsmerkmalen bzw. Handlungsmustern (Fachkommission 2019, 11) kann als eine Neuerung gegenüber der bisherigen Gestaltung des Unterrichts im Ausbildungsgang Gesundheits- und Krankenpflege angesehen werden: In dieser wurde der Pflegeprozess zumeist in einer Unterrichtseinheit oder CE als ein Unterrichtsinhalt thematisiert und ggf. mit handlungsorientierten Methoden bearbeitet (Deiters et al. 2010; Leoni- Scheiber 2005).

Die Pflegeschulen und mit ihnen die Lehrenden stehen nun vor der Herausforderung, ihre schulinternen Curricula und den konkreten Unterricht auf der

1.1 Die Problemstellung: Der Pflegeprozess im Unterricht

Mikroebene u. a. an der Handlungslogik des Pflegeprozesses auszurichten. Diese Herausforderungen sind komplex, denn zu beachten ist unter anderem: Auch für den Lernort Schule ist berufliches Lernen als Lernen „an ganzheitlichen Tätigkeiten und in vollständigen Handlungen" (Saul & Jürgensen 2021, 46) zu denken und umzusetzen. Allerdings ist im schulischen Lernen das Handeln im Pflegeprozess nur auf einer abstrakten Ebene möglich: Das Lernen an realen Situationen erfolgt für die Auszubildenden erst im Praxiseinsatz, weswegen der Fokus im Unterricht selbst auf einer Wissensbasis in Form theoriebasierter Inhalte im theoretischen Unterricht bzw. als Probehandeln im praktischen Unterricht des Ausbildungsgangs Pflegefachfrau bzw. -fachmann liegt (Saul & Jürgensen 2021, 46). Weiterhin setzt die vorbehaltene Tätigkeit im Pflegeprozess Verantwortungsbereitschaft und Selbstständigkeit voraus, und „dies wiederum kann nur in selbstverantworteten und selbstorganisierten Lehr- und Lernprozessen erworben werden." (Olbrich 2023, 76)

Zu beachten sind auch die Adressat: innen des Unterrichts: Schüler: innen kritisierten den Pflegeprozess bislang oft als praxisfern (Deiters et al. 2010, 6), was Einfluss auf ihre Motivation hat – wie das eingangs stehende Zitat verdeutlicht.

Weiterhin ist bekannt, dass Lehrende gerade den Einbezug pflegewissenschaftlicher Erkenntnisse in den Unterricht, zu denen auch der Pflegeprozess zu zählen ist, bislang als eher wenig relevant für die Lernenden und deren spätere berufliche Tätigkeit zu bewerten scheinen (Simon 2019, 303). Infolgedessen werden pflegewissenschaftliche Erkenntnisse kaum in den Unterricht einbezogen bzw. nicht als ein unterrichtsübergreifendes Konzept erachtet (Simon 2019, 307). Dies scheint sich für den systematischen Einbezug des Pflegeprozesses in den Unterricht der generalistischen Pflegeausbildung ebenso abzuzeichnen (Darmann- Finck & Baumeister 2022, 286 f.). Zudem konnte für den Pflegeunterricht am Lernort Berufsschule bislang nachgewiesen werden, dass sich die Gestaltung des Unterrichts eher an pflegerischen Einzelhandlungen bzw. an der „Pflege bei bestimmten Krankheitsbildern und Personengruppen" (Fichtmüller & Walter 2007, 341) denn an einer Gesamtsystematik orientiert.

Insofern ist die Integration des Pflegeprozesses in den theoretischen Unterricht pflegedidaktisch betrachtet relevant und zugleich durch unterschiedliche Spannungsverhältnisse gekennzeichnet.

Erkenntnisse darüber, wie der Unterricht in der generalistischen Pflegeausbildung – auch vor dem Hintergrund der beschriebenen Spannungsverhältnisse und Herausforderungen – in Bezug auf die Orientierung am Pflegeprozess tatsächlich gestaltet wird, liegen momentan allerdings noch nicht vor. Ein Grund hierfür ist sicherlich auch darin zu vermuten, dass erst 2023 der erste Jahrgang die generalistische Ausbildung abschließt und somit zunächst Fragen zu Curriculum- und

Prüfungsgestaltung von Interesse waren (NEKSA 2023; IPfleB- BFS 2022 bzw. Walter & Schachmann 2022, 18). Auch sind viele der die Ausbildung begleitenden Forschungsprojekte erst Ende 2022 abgeschlossen worden (Peters et al. 2022, 17 ff.), sodass momentan noch wenige Publikationen zur tatsächlichen Gestaltung des Unterrichts in der generalistischen Pflegeausbildung vorliegen.

Daher soll meine Staatsexamensarbeit einen ersten Aufschluss über den Einbezug des Pflegeprozesses in den theoretischen Unterricht der generalistischen Pflegeausbildung geben.

1.2 Ziel der Arbeit und Forschungsfragen

Zielsetzung der Staatsexamensarbeit ist es, eine empirische Perspektive auf den Pflegeprozess und die Reflexion pflegerischer Handlungsverständnisse im Pflegeunterricht zu eröffnen. Konkret wird dazu beforscht, in welcher Weise Lehrende im Ausbildungsgang Pflegefachfrau/ Pflegefachmann den Pflegeprozess in die Gestaltung ihres Unterrichts einbeziehen.

Ausgehend von der Annahme, dass das Gestalten des Pflegeprozesses, wie unter 1.1. angedeutet, ein differenziertes pflegerisches Handlungsverständnis erfordert, welches im Lauf der Ausbildung angebahnt werden soll, ist zudem von Interesse, welches Pflegeverständnis die Lehrenden dem Unterricht selbst zugrunde legen.

Aus diesen Überlegungen ergeben sich für das weitere Vorgehen folgende konkrete Forschungsfragen:

- *Welches Pflegeverständnis legen Lehrende dem theoretischen Unterricht in der generalistischen Pflegeausbildung zugrunde?*
- *Wie binden Lehrende den Pflegeprozess in den theoretischen Unterricht der generalistischen Pflegeausbildung ein?*

1.3 Aufbau der Arbeit

Nachfolgend wird der Aufbau der Staatsexamensarbeit kurz erläutert, um so einen Einblick in ihre Argumentationsstruktur zu geben.

Die Kapitel 2 und 3 bilden den *theoretischen Rahmen* der Staatsexamensarbeit: In Kapitel 2 wird der Pflegeprozess zunächst aus pflegewissenschaftlicher Sicht als Handlungsmodell für das Berufsfeld Pflege vorgestellt. Darauf aufbauend wird in Kapitel 3 näher auf den Pflegeprozess als einen Orientierungspunkt

1.3 Aufbau der Arbeit

für das Gestalten des theoretischen Unterrichts eingegangen, also eine eher pflegedidaktische Perspektive eingebracht, die sich den mit der Einführung der generalistischen Pflegeausbildung einhergehenden Veränderungen bzw. Erfordernissen widmet. Dies dient auch der Abbildung des theoretischen Vorverständnisses der Forschenden.[2]

Kapitel 4 beleuchtet den *Forschungsstand*: Hierbei wird darauf eingegangen, wie der Pflegeprozess bisher im Unterricht eingesetzt wurde, sowie auf erste Forschungsergebnisse im Zusammenhang mit der generalistischen Ausbildung hingewiesen.

Die Kapitel 5 bis 7 widmen sich der *Methodik* der Staatsexamensarbeit: Nach dem Darlegen des geplanten Vorgehens und dessen Begründung in Kapitel 5, erfolgen in Kapitel 6 vertiefende Ausführungen zum Verfahren und zur Durchführung der Datenerhebung, dem problemzentrierten Interview nach Witzel (2000), sowie zum Verfahren der Datenaufbereitung und -auswertung, der dokumentarischen Methode (stellvertretend: Bohnsack et al. 2013; Nohl 2017), in Kapitel 7.

Die *Ergebnisse* der Forschung stehen im Fokus der Kapitel 8 und 9: In Kapitel 8 werden zunächst die Ergebnisse dargestellt, in Kapitel 9 diskutiert und auf ihre Limitationen hingewiesen.

Den Abschluss bildet ein Fazit in Kapitel 10.

---

[2] Hierzu ist anzumerken, dass sich dieses theoretische Vorverständnis durch die persönlichen Erfahrungen im Zuge der Datenerhebung wie auch in der Auseinandersetzung mit den erhobenen Daten verändert bzw. erweitert hat.

2 Der Pflegeprozess als Handlungsmodell für das Berufsfeld Pflege

Mit Einführung des PflBG erfuhr der Pflegeprozess als Handlungsmethode eine starke Aufwertung: In Form der Pflegeprozessverantwortung wurden erstmals der professionellen Pflege vorbehaltene Tätigkeiten gesetzlich festgeschrieben (§4 PflBG Abs. 2; Weidner 2019, 10). Damit einher gehen eine erweiterte rechtliche und berufsethische Verantwortung professionell Pflegender (Fachkommission 2019, 11) sowie eine Aufwertung des „in den Wissenschaftsdiskursen nicht immer unumstrittenen Pflegeprozessmodells" (Weidner 2019, 11). Der Pflegeprozess wird durch das PflBG als die „strukturgebende, berufsspezifische Arbeitsmethode" (Fachkommission 2020, 8) und wesentliche Handlungsmethode der Pflege benannt. Im folgenden Kapitel wird daher der Pflegeprozess in seinen Aspekten Problemlöseprozess und Beziehungsprozess näher vorgestellt.

Da der Pflegeprozess selbst allerdings eine Arbeitsmethode darstellt, die einer zusätzlichen theoretischen Bezugnahme bedarf (Hülsken-Giesler 2008, 317), wird in einem ersten Schritt zunächst ein Definitionsversuch des pflegerischen Handelns unternommen. Dies dient dazu, den Pflegeprozess in den Kontext pflegerischen Handelns einordnen zu können. Grund dafür ist die Annahme, dass die Ausgestaltung der Arbeitsmethode Pflegeprozess Rückschlüsse auf das Verständnis pflegerischen Handelns zulässt.

2.1 Ein Definitionsversuch pflegerischen Handelns

Zunächst soll ein Bestimmungsversuch des pflegerischen Handelns erfolgen. Dies ergibt sich aus dem Umstand, dass Pflege- wie auch Beziehungsprozesse „in komplexe interaktive Strukturen und Kontexte" (Fachkommission 2020, 8) zwischen Pflegenden, zu Pflegenden und deren Bezugspersonen eingebunden sind. Somit

wird auch ein differenziertes Handlungsverständnis nötig (Fachkommission 2020, 8).
Allerdings ist das Handlungsfeld beruflicher Pflege als solches nur schwer präzise zu beschreiben, weil „der Zuständigkeitsbereich der Pflege alles umfasst, was hilfsbedürftige Menschen benötigen oder benötigen könnten" (Simon 2019, 108). Oftmals ist keine konkrete Abgrenzung zu den Aufgabenbereichen anderer Berufe des Berufsfelds Gesundheit möglich (Simon 2019, 108; Bartholomeyczik 2003, 8). Mögliche inhaltliche Definitionsversuche in Form von Theorien, Klassifikationssystemen, Zugängen über die Charakteristika von Pflegesituationen oder auch der „Analyse pflegetheoretischer Grundbegriffe" bzw. „der Erfassung pflegerelevanter Phänomene mittels Pflegekonzepten" (Fichtmüller & Walter 2007, 165) sind daher oftmals zu konkret oder zu allgemein formuliert. Der Fokus in der pflegewissenschaftlichen Diskussion in Deutschland liegt daher auf der strukturellen Beschreibung des pflegerischen Handelns als ein professionelles Handeln (Remmers 2000, 170; Weidner 2004, 49 f.; Friesacher 2008, 259). Zentral und „unstrittig" (Fichtmüller & Walter 2007, 165) ist hierfür der Bezug zur Strukturlogik des professionellen Handelns von Oevermann (1981, ind. zit. nach Weidner 2004, 49), die z. B. von Remmers (2000) und Weidner (2004) für die Pflege konkretisiert wurde. Remmers schreibt zur professionellen Handlungslogik pflegerischer Arbeit, dass sich diese

> „durch eine Doppelseitigkeit aus[zeichnet], die zugleich die Anerkennung zweier gleichrangig *nebeneinander* bestehender normativer Ansprüche verlangt: auf der einen Seite die >Beherrschung eines wissenschaftlich fundierten Regelwissens mit der dazugehörigen Befähigung zum Umgang mit Theorien<, auf der anderen Seite eine >hermeneutische Kompetenz des Verstehens des Einzelfalls in der Sprache des Falles (Dewe, Ferchhoff, Radtke 1992)<." (Remmers 2000, 170; Hervorhebung im Original)

Konkret kann darunter eine situative Kompetenz der Pflegenden verstanden werden, d. h. „die Fähigkeit, wissenschaftlich fundierte und abstrakte Kenntnis in konkreten Situationen angemessen anwenden zu können." (Weidner 2004, 49) Verbunden damit ist zudem das „dialektische Folgeproblem der Gleichzeitigkeit von Begründungen und Entscheidungen" (Weidner 2004, 49), wonach eine professionell handelnde Person in einer Situation selbst intuitiv agiert, im Nachgang allerdings begründen muss, weswegen sie auf genau diese Weise gehandelt hat (Oevermann 1981, 8; ind. zit. nach Weidner 2004, 49 f.). Weiterhin kann festgestellt werden, dass pflegerisches Handeln nicht immer zweckgerichtet erfolgt, sondern sich genauso eine „eher passive Intentionalität bspw. im kreativen pflegerischen Handeln" (Walter 2015, 7) zeigen kann.

2.1 Ein Definitionsversuch pflegerischen Handelns

Fichtmüller und Walter (2007, 166) konstatieren, dass die strukturtheoretische Betrachtungsweise allein noch nicht ausreiche, um „der Komplexität pflegerischen Handelns gerecht zu werden." Je nach Aufgabenzuschnitt erfordert pflegerisches Handeln mitunter „eigentümliche Verknüpfungsleistungen" (Remmers 2000, 170). Remmers unterscheidet dahingehend als aufeinander bezogene Dimensionen des pflegerischen Handelns:

- den *sprachlichen Interaktionszusammenhang*, d. h. das sprachlich kommunikative Handeln zwischen den Akteur: innen einer Pflegesituation (Remmers 2000, 172). Als personenbezogenes Handeln ist pflegerisches Handeln „durch einen hohen Anteil an interaktiven, sprachlichen Handlungen in direkten face-to-face- Situationen" (Hülsken- Giesler 2008, 48) gekennzeichnet.
- den *psychosozialen Interventionszusammenhang*, wenn Identität und Lebensführung der zu Pflegenden „dem Druck einer notwendigen Umorientierung ausgesetzt sind." (Remmers 2000, 173)
- sowie das *körperzentrierte Handeln*, wobei die „Leibgebundenheit von Pflege" (Remmers 2000, 173) das besondere Merkmal darstellt[1]. Hierbei wird nicht nur auf die Pflege als eine körpernahe Tätigkeit Bezug genommen, sondern der Körper in einem weiteren Sinne als eine „Empfindungseinheit" (Fichtmüller & Walter 2007, 166) verstanden, welche auch als *Leib* bezeichnet wird[2]. Beim leiblichen Pflegehandeln spielen oft implizite, leib- körperliche Wissensbestände eine Rolle (Walter 2015, 7 f.).

Charakteristisch ist für pflegerisches Handeln zudem die „an den Grundbedürfnissen Hilfe suchender Menschen ansetzende Beziehungsarbeit", die mit einer „persönlich- emotionale[n] Beteiligung" (Remmers 2011, 28) der professionell Agierenden verbunden ist, gleichzeitig aber auch Distanzierungsleistungen (Remmers 2011, 28 f.) und daher „Prozesse des Ausbalancierens" (Fichtmüller & Walter 2007, 167; dazu auch Remmers 2011, 29) erfordert. In der Interaktion mit zu Pflegenden werden somit „spezifische und diffuse Rollenanteile" (Fachkommission 2020, 8) sichtbar.

---

[1] Hierzu u. a. auch Hülsken- Giesler 2008 und Friesacher 2008.

[2] Der Leib benennt hierbei einen „Zustand" (Uzarewicz & Uzarewicz 2005, 73) bzw. sinnliche, über die Körpergrenzen hinausgehende Wahrnehmungen (Uzarewicz & Uzarewicz 2005, 73). Davon abgegrenzt ist der Körper, der mit dem „medizinisch- mechanistischem Körperbild" (Hülsken- Giesler 2008, 67) und einer daraus folgenden ausschließlichen Orientierung auf Organe, Symptome und Erkrankungen in Verbindung gebracht wird.

Zudem erfolgt das pflegerische Handeln vielfach in Ungewissheit (Friesacher 2008, 262): So orientiert sich Pflegearbeit an „natürlichen, zyklisch wiederkehrenden, jedoch stets variierenden Bedürfnissen" (Remmers 2011, 29) und ist nur wenig standardisierbar (Friesacher 2008, 262). Die auszuführenden Tätigkeiten erscheinen „zeitlich nur schwer planbar sowie kaum kontrollierbar, und, was das Erfolgserleben erschwert: sie [sic!] verflüchtigen sich in ihren Resultaten." (Remmers 2011, 29)

Weiterhin ist pflegerisches Handeln eingebettet in Machtkonstellationen: Diese zeigen sich einerseits auf gesellschaftlicher Ebene (Friesacher 2008, 333). Andererseits wird auch die Ebene der Kommunikation zwischen Pflegenden und zu Pflegenden maßgeblich durch die „Macht der Pflegekräfte" (Darmann 2000, 159) durchdrungen: Pflegende haben die Macht, Patient: innen zu etwas zu zwingen. Aufgrund des durch ihre Hilfs- bzw. Pflegebedürftigkeit bedingten Abhängigkeitsverhältnisses der zu Pflegenden von den Pflegekräften und deren Informationsvorsprung gegenüber den zu Pflegenden kann zudem „verweigernde Macht" (Darmann 2000, 100) ausgeübt werden.

Die hier schlaglichtartig dargestellten Aspekte pflegerischen Handelns sind ausdrücklich nicht als eine abschließende Betrachtung zu verstehen. Vielmehr sollen sie die Komplexität pflegerischen Arbeitens andeuten und ein erstes theoretisches Vorverständnis der Forschenden abbilden.

2.2 Der Pflegeprozess als Arbeitsmethode der Pflege

Nachfolgend soll der Pflegeprozess als die „strukturgebende, berufsspezifische Arbeitsmethode" (Fachkommission 2020, 8) der Pflege genauer vorgestellt werden. Hierzu werden zunächst die grundlegenden Ideen hinter dem Pflegeprozess sowie dessen Aufbau kurz beleuchtet, ehe die in ihm enthaltenen Aspekte des Problemlösens und der Beziehungsgestaltung näher erläutert werden. Besonders wird in Bezug auf den Beziehungsprozess- Aspekt auf das Modell nach Fiechter und Meier (1993) eingegangen, welches im deutschsprachigen Raum großen Einfluss auf die Diskussion um den Pflegeprozess nahm (Hülsken- Giesler 2008, 319 f.).

2.2.1 Der Pflegeprozess als Problemlöseprozess

Pflege wird spätestens seit den 1950er Jahren durch Pflegetheoretiker: innen in Form eines Prozesses von aufeinander bezogenen Handlungen beschrieben (Wilkinson 2012, 34). Charakterisiert werden kann der Pflegeprozess daher zunächst als ein

> „logischer, klientenzentrierter, universell anwendbarer und systematischer Denk- und Handlungsansatz, den Pflegefachpersonen und -expert_innen während ihrer Arbeit nutzen." (Georg 2022, 3)

Innerhalb des Pflegeprozesses

> „werden aktuelle und potenzielle Gesundheitsprobleme, komplexe Pflegesituationen, Entwicklungspotenziale, Fähigkeiten, Ressourcen und Schutzfaktoren eingeschätzt und diagnostiziert sowie gezielte Interventionen geplant, ausgeführt und bewertet, um Fähigkeiten, Ressourcen und Schutzfaktoren zur Förderung der Gesundheit zu nutzen, zu entwickeln und potenziellen Gesundheitsrisiken vorzubeugen sowie aktuelle Gesundheitsprobleme und Krisen zu lösen, zu lindern, Symptome zu managen oder kranke Menschen und ihren Bezugspersonen bei deren Bewältigung zu unterstützen." (Georg 2022, 3)

Der Pflegeprozess kann also zunächst als ein systematisches Problemlösungsverfahren verstanden werden (Wilkinson 2012, 34 & 37 f.), angelehnt an den kybernetisch- systemtheoretisch fundierten Regelkreis (Hülsken- Giesler 2008, 316). Er gilt als auf alle Felder beruflicher Pflege anwendbar (Wilkinson 2012, 38) und dient als ein „Instrument zur Fundierung der Pflegepraxis und Pflegedokumentation" (Hülsken- Giesler 2008, 318).

Dabei ist zu betonen, dass ein Pflegeprozessmodell stets nur einen Handlungsablauf, nicht aber den konkreten Inhalt einer Pflegehandlung festlegt. Dieser ist durch einen theoretischen Bezugsrahmen zu konkretisieren, wobei neben pflegetheoretischen Erkenntnissen auch Ansätze weiterer Disziplinen wie bspw. aus „[a]llgemeine[r] Systemtheorie, Theorien menschlicher Bedürfnisse, Theorien menschlicher Wahrnehmung, Informations- und Kommunikationstheorien sowie Entscheidungs- und Problemlösungstheorien" (Hülsken- Giesler 2008, 317) Anwendung finden. Die genutzten Bezüge dienen zum Strukturieren wie auch zum inhaltlichen Ausgestalten der Phasen des Pflegeprozesses; sie „entscheiden insofern über Schwerpunktsetzung und Zielfindung der konkreten Pflege." (Hülsken- Giesler 2008, 317)

Insgesamt ist der Pflegeprozess als ein „dynamischer Prozess" (Hülsken- Giesler 2008, 318) konzipiert, d. h., Pflege wird nicht als eine streng lineare, sondern eher zirkulär angelegte Schrittfolge aufeinander bezogener Handlungen begriffen. Über systematisch erhobenes und sich wiederholendes Feedback innerhalb des Prozesses soll die Qualität der zu erbringenden Pflegeleistungen gewährleistet bzw. verbessert werden (Hülsken- Giesler 2008, 318; Wilkinson 2012, 42). Dazu sind die einzelnen Handlungsphasen miteinander verbunden, bauen aufeinander auf und überlappen einander (Wilkinson 2012, 42). Sie werden „über den gesamten Prozess der pflegerischen Versorgung" (Hülsken- Giesler 2008, 318) wiederholt durchlaufen.

Es existieren verschiedene Pflegeprozessmodelle, grundlegend aufbauend auf dem durch die Weltgesundheitsorganisation verbreiteten vierphasigen Modell[3] (WHO 1987, 37). Weiterhin erfolgten Ausdifferenzierungen in Modelle mit fünf (z. B. ANA o. J.) bzw. sechs Phasen (Wilkinson 2012, 39; für den deutschsprachigen Raum v. a. Fiechter & Meier 1993, 30), wobei sich die Differenzierung v. a. in den Schritten von Assessment, Diagnose bzw. Planung zeigt. Zusätzlich existiert das Konzept des Advanced Nursing Process. Dieses umfasst ein „erweitertes, fortgeschrittenes und fest definiertes Konzept des Pflegeprozesses, welches aus streng festgelegten, validierten Konzepten" (Beer & Meinhardt 2020, 42) hinsichtlich der Schritte von Assessment, Pflegediagnostik, Pflegeinterventionen sowie -ergebnisse besteht, wobei diese auf „wissenschaftlichen Pflegeklassifikationen" (Beer & Meinhardt 2020, 42) basieren.

Abbildung 2.1 gibt zunächst einen Überblick über die Grundschritte eines sechsstufigen Pflegeprozessmodells sowie deren Beziehungen zueinander. Die nachfolgende Beschreibung soll einen Einblick in die Verwendungsweise des Pflegeprozesses als Problemlöseprozess geben.

Im Schritt des *Assessments* werden zunächst Daten über den Gesundheitszustand der zu Pflegenden gesammelt (Wilkinson 2012, 39). Hierbei werden verschiedene, je nach Situation erforderliche Assessmentinstrumente eingesetzt. Im Rahmen des Schritts der Diagnose werden die gesammelten Daten systematisiert, hinsichtlich möglicher Probleme sowie Ressourcen der zu Pflegenden analysiert sowie in Form einer Problembeschreibung, bspw. im Rahmen einer Pflegediagnose[4], festgehalten. In der Phase der *Planung* werden zunächst zu erreichende *Ergebnisse* festgelegt: Hierbei wird in Zusammenarbeit mit den zu

---

[3] Grundlegend beschrieben wurde das vierphasige Pflegeprozessmodell zuerst 1967 von Yura & Walsh und erfuhr durch die Übernahme durch die WHO internationale Verbreitung (Hülsken- Giesler 2008, 317).

[4] Hierfür könnte bspw. die Pflegeklassifikation NANDA- I Anwendung finden.

2.2 Der Pflegeprozess als Arbeitsmethode der Pflege

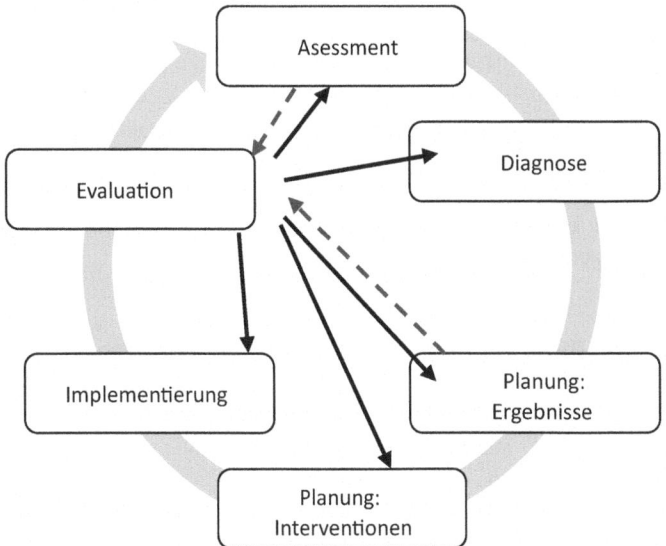

Abbildung 2.1 Grundschritte des sechsstufigen Pflegeprozesses und deren Beziehung zueinander. (Eigene Darstellung nach Wilkinson 2012, 26 & 38 ff.)

Pflegenden über die avisierten Veränderungen ihres Zustands definiert (Wilkinson 2012, 40) und bspw. über Pflegeergebnisklassifikationen festgehalten[5]. Weiterhin werden im Schritt der *Interventionsplanung* pflegerische Maßnahmen ausgewählt, die zum Erreichen der formulierten Ziele dienen sollen (Wilkinson 2012, 40). Hierbei könnte eine Pflegeinterventionsklassifikation angewandt werden. Während der Phase der Implementierung werden die geplanten pflegerischen Maßnahmen ausgeführt. Im Schritt der *Evaluation* wird beurteilt, inwiefern sich der Gesundheitszustand der zu Pflegenden im Hinblick auf das Pflegeziel verändert hat und ob die gewählten Pflegemaßnahmen zum Erreichen dieses Ziels hilfreich waren. Daraufhin erfolgen ggf. Modifikationen der anderen Schritte des Pflegeprozesses. Hierbei werden alle Phasen des Pflegeprozesses in den Blick

---

[5] Ein Beispiel für Pflegeergebnisklassifikationen wäre die Nursing Outcomes Classification NOC. Ein Beispiel für eine Pflegeinterventionsklassifikation ist die Nursing Interventions Classification NIC (CNC 2023).

genommen (Wilkinson 2012, 41)[6]. In Verbindung mit dem Pflegeprozess finden zudem weitere, nebeneinander bzw. gleichzeitig ablaufende Prozesse statt, zu denen Georg (2022, 3; Hervorhebung im Original) „*Beratungs-, Entscheidungs-, Entlassungs- und Reflexionsprozesse*" zählt. Über die in ihm enthaltenen Handlungsketten bzw. Regulationsebenen sowie den Einbezug zu empirisch abgesicherten (Professions-)Wissens in seine Teilschritte kann der Pflegeprozess als Problemlösungsprozess einem rational- analytischen Zugang zum pflegerischen Handeln zugeordnet werden (Saul & Jürgensen 2021, 47 f.; Fachkommission 2020, 8).

2.2.2 Der Pflegeprozess als Beziehungsprozess

Im Folgenden wird zusätzlich das sechsphasige Pflegeprozessmodell nach Fiechter und Meier (1993) aufgrund seiner hohen Verbreitung und Relevanz für die Diskussion im deutschsprachigen Raum (Hülsken- Giesler 2008, 319 f.) dargestellt. Auch dieses Modell orientiert sich am kybernetischen Problemlöseprozess (Fiechter & Meier 1993, 34 f.; zusätzlich Abb. 2.2) und zeigt Parallelen zum bereits erläuterten, bspw. von Wilkinson (2012) beschriebenen, Grundmodell, sodass die einzelnen Schritte keiner erneuten näheren Erläuterung bedürfen.

Als Besonderheit ist dieser Problemlöseprozess jedoch um die Dimension eines *Beziehungsprozesses*[7] angereichert (Hülsken- Giesler 2008, 320). So definieren Fiechter & Meier (1993, 31) Pflege als einen

> „zwischenmenschliche[n] Beziehungsprozess, bei dem zwei Personen (Pflegender und Gepflegter) zueinander in Kontakt treten, um ein gemeinsames Ziel, das Pflegeziel, zu erreichen."

---

[6] An Pflegende stellt das Arbeiten im Pflegeprozess einige Anforderungen: Wilkinson (2012, 45 ff.) benennt hierzu kognitive Fähigkeiten in Bezug auf Entscheidungsfindung und kritisches Denken, „Kreativität und Forscherdrang" (Wilkinson 2012, 45), verbale und nonverbale kommunikative Fähigkeiten zum Aufbau einer Beziehung, kulturelle Kompetenz sowie psychomotorische und technische Fertigkeiten.

[7] In der theoretischen Diskussion hat Travelbee erstmals explizit darauf verwiesen, dass der Pflegeprozess grundlegend einen Beziehungsprozess darstellt. Pflegende haben darin die Aufgabe, die Pflegebeziehung gezielt zu initiieren und aufrechtzuerhalten (Büker 2019, 90).

2.2 Der Pflegeprozess als Arbeitsmethode der Pflege

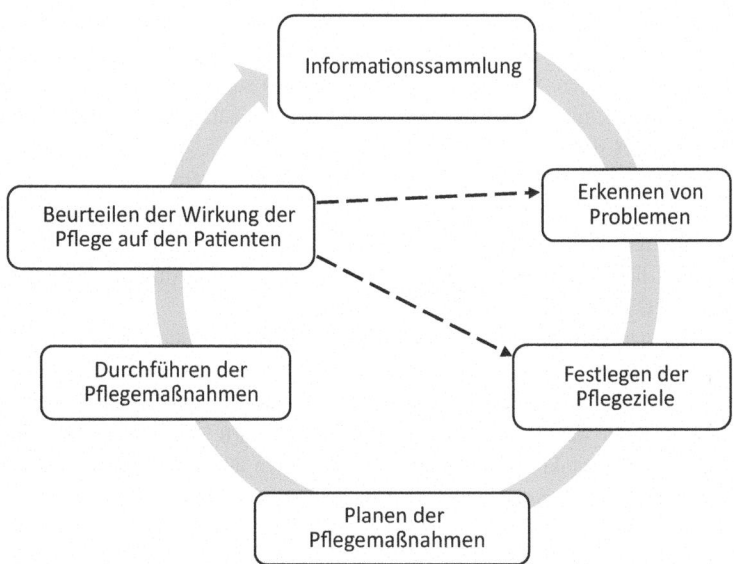

Abbildung 2.2 Schritte des Pflegeprozesses nach Fiechter & Meier. (Eigene Darstellung nach Fiechter & Meier 1993, 30)

Die wechselseitige Beziehung von Pflegenden und zu Pflegenden wird hierbei als die grundlegende Voraussetzung für Pflege im Sinne des Problemlösens beschrieben:

> „Der Problemlösungsprozess wird erst wirksam durch die Qualität der Beziehung, die zwischen Schwester und Patient zustande kommt." (Fiechter & Meier 1993, 32)

Konsequenz einer gelungenen, oder auch „konstruktiven", Beziehung zwischen Pflegekraft und Patient: innen ist das Entstehen einer „vertrauensvollen Atmosphäre" (Fiechter & Meier 1993, 32). Diese führt dazu, dass sich zu Pflegende ernstgenommen, informiert und als Mensch akzeptiert fühlen sowie Wohlbefinden empfinden. Weiterhin bringen sich Patient: innen in einer konstruktiven Pflegebeziehung aktiv im Rahmen ihrer Möglichkeiten ein. Das Pflegeziel wird zwischen zu Pflegenden und Pflegenden festgelegt, sowie „unter Berücksichtigung der Autonomie" (Büker 2019, 40) die Zustimmung der zu pflegenden Person über das weitere Procedere eingeholt. Für Pflegende birgt eine konstruktive Beziehung ebenfalls Vorteile (Fiechter & Meier 1993, 32): Durch das vertrauensvolle Verhältnis zu den zu Pflegenden erhalten sie alle für das Pflegehandeln relevanten Informationen, erleben Akzeptanz und können davon ausgehen, dass eine gemeinsame Arbeitsbasis mit den Patient: innen existiert bzw. zum Tragen kommt. Büker (2019, 18) leitet daraus ab, „dass einer guten Beziehung [zwischen Pflegenden und zu Pflegenden] sogar eine therapeutische Wirkung zukommt und sie zur Genesung des Patienten beitragen kann." Die Verantwortung zum Aufbau und zur Gestaltung der Pflegebeziehung, bzw. der „Atmosphäre, die die Pflege wirksam werden lässt" (Fiechter & Meier 1993, 33), liegt im Aufgabenbereich der Pflegekräfte (Fiechter & Meier 1993, 33; Büker 2019, 21).

Deutlich werden anhand der Ausführungen Fiechters und Meiers folgende Aspekte: Die Beziehung stellt in diesem Verständnis das „Ziel des Pflegeprozesses" (Büker 2019, 21) sowie den zentralen Gegenstand der professionellen Pflege dar. Jede im Sinne des Problemlöseprozesses ausgeführte pflegerische Handlung, die in direktem Kontakt zwischen den Akteur: innen ausgeführt wird, beinhaltet damit Aspekte der pflegerischen Beziehungsarbeit, d. h. der

> „gezielte[n] und bewusste[n] Gestaltung der zwischenmenschlichen Aspekte und der gegenseitigen Abhängigkeiten einer Pflegeperson- Patienten- Beziehung" (Büker 2019, 21).

Zudem ist der Pflegeprozess als Verschränkung von Problemlöse- und Beziehungsprozess „immer auch das Ergebnis eines Aushandlungsprozesses zwischen den professionell Pflegenden und der zu pflegenden Person." (Büker 2019, 40) Dies erfordert verbale und auch nonverbale kommunikative Fähigkeiten zum bewussten Aufbau und zur Gestaltung einer Beziehung auf Seiten der Pflegenden (Wilkinson 2012, 45), auch weil die Verantwortung für Beziehungsaufbau und -gestaltung auf Seiten der Pflegenden zu verorten ist (Fiechter & Meier 1993, 33). Zudem sind Fähigkeiten der Pflegenden vonnöten, die Situation zu Pflegender aus deren Perspektive annähernd verstehen oder wahrnehmen zu können und in den Pflegeprozess einzubeziehen, also einen hermeneutisch angelegten Zugang wahrzunehmen (Bräutigam 2003, 135 f.). Dabei spielen u. a. Erfahrungswissen und auch Intuition eine Rolle. Zu betonen sind weiterhin die „bewusste Hinwendung" (Bräutigam 2003, 138) zu den zu Pflegenden ebenso wie Kontinuität als Faktoren für eine pflegerische Beziehung.

Weil das Handeln im Pflegeprozess als Beziehungsprozess das bewusste Wahrnehmen und darauf aufbauend das Gestalten interaktiver Situationen bedingt, kann dieser Aspekt des Pflegeprozesses einem eher phänomenologisch- hermeneutischen Zugang zum pflegerischen Handeln (Saul & Jürgensen 2021, 47 f.) zugeordnet und damit in der doppelten Handlungslogik unter die Perspektive des Fallverstehens verortet werden.

3 Der Pflegeprozess als Orientierungspunkt für die Gestaltung des theoretischen Unterrichts in der generalistischen Ausbildung

Das Festlegen der Pflegeprozessverantwortung als eigenständige Tätigkeit der Pflege in § 4 Abs. 2 PflBG sowie die Formulierung des Ausbildungsziels in § 5 PflBG haben wesentlichen Einfluss auf die Gestaltung der Ausbildung zur Pflegefachfrau bzw. zum Pflegefachmann. Konkretisiert werden diese Festlegungen in der PflAPrV sowie im von der Fachkommission nach § 53 PflBG erarbeiteten Rahmenlehrplan bzw. den von den einzelnen Bundesländern festgelegten Rahmenlehrplänen. Die erwähnten Gesetze, Verordnungen und Ordnungsmittel nehmen damit Einfluss auf die Gestaltung des Schulcurriculums auf der Mesoebene und indirekt auch auf die Mikroebene der Unterrichtsgestaltung. Deshalb werden in diesem Kapitel zunächst ausgewählte gesetzliche Vorgaben nach dem PflBG und der PflAPrV dargelegt, insofern sie auf den Pflegeprozess und die Gestaltung von Unterricht Bezug nehmen, und das zugrundeliegende Verständnis der pflegeberuflichen Handlungskompetenz herausgearbeitet. Daran anknüpfend wird das „Lernen im Pflegeprozess" (Saul & Jürgensen 2021, 47) als Orientierung an der pflegerischen Handlungssystematik vorgestellt.

3.1 Gesetzliche Vorgaben nach dem PflBG sowie der PflAPrV

In § 5 PflBG wird das Ziel der Ausbildung zur Pflegefachfrau bzw. zum Pflegefachmann formuliert. U.a. ist an dieser Stelle die selbstständige „Erhebung und Feststellung des individuellen Pflegebedarfs und Planung der Pflege", „Organisation, Gestaltung und Steuerung des Pflegeprozesses", „Durchführung der Pflege und Dokumentation der angewendeten Maßnahmen" sowie die „Analyse, Evaluation, Sicherung und Entwicklung der Qualität der Pflege" (§ 5 PflBG Abs. 3), d. h. die Steuerung des Pflegeprozesses (Fachkommission 2019, 7), erwähnt.

Weiter ausgeführt werden die in § 5 PflBG festgelegten Kompetenzen in den Anlagen 1 bis 4 der PflAPrV, welche dem PflBG untergeordnet ist und dieses konkretisiert (Saul & Jürgensen 2021, 28). Vorwiegend im Kompetenzbereich I der PflAPrV sind pflegeprozessbezogene Kompetenzen aufgeschlüsselt und wird somit auf die Pflegeprozessverantwortung Bezug genommen (Anlage 1–4 PflAPrV; Saul & Jürgensen 2021, 46). Bezieht das Verständnis des Pflegeprozesses auch das Gestalten pflegerischer Interaktionssituationen sowie der Pflegebeziehung ein, so finden sich auch im Kompetenzbereich II pflegeprozessbezogene Kompetenzen (Saul & Jürgensen 2021, 47; Fachkommission 2019, 11; Abb. 3.1).

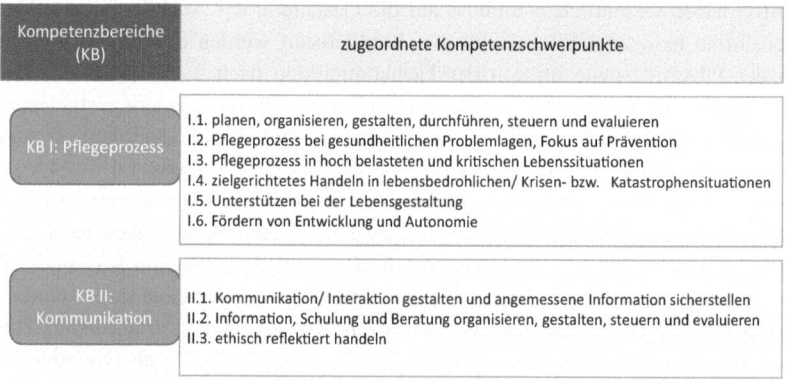

Abbildung 3.1 (Verkürzte) Zuordnung der Kompetenzbereiche I und II zu ihren jeweiligen Schwerpunkten. (Eigene Darstellung nach Anlage 2 PflAPrV und Saul & Jürgensen 2021, 30)

Der Gesetzgeber gibt zudem in § 2 Abs. 1 PflAPrV vor, dass die Ausbildung und damit auch der Pflegeunterricht so gestaltet werden müssen, dass Auszubildende die notwendigen Befähigungen zum Erreichen des Ausbildungsziels nach § 5 PflBG erlangen können. Konkret sollen die Lernenden dazu befähigt werden,

> „auf der Grundlage fachlichen Wissens und Könnens sowie auf der Grundlage des allgemein anerkannten Standes pflegewissenschaftlicher, medizinischer und weiterer bezugswissenschaftlicher Erkenntnisse die beruflichen Aufgaben zielorientiert, sachgerecht, methodengeleitet und selbständig zu lösen sowie das Ergebnis zu beurteilen."
> (§ 2 Abs. 1 PflAPrV)

Hieraus lässt sich ableiten, dass berufliche Handlungskompetenz, die das Ausbildungsziel darstellt, verstanden werden kann als die „individuelle Fähigkeit, […] beruflichen Problemstellungen kompetent zu begegnen." (Saul & Jürgensen 2021, 42) Hieraus ist abzuleiten, dass die berufliche Handlungskompetenz sowohl kontext- wie auch personengebunden zu denken ist (Fachkommission 2020, 13.). Die berufliche Handlungskompetenz selbst bezeichnet „Handlungsvoraussetzungen, die in selbstorganisierten, subjektorientierten Bildungsprozessen" (Fachkommission 2020, 13) gewonnen werden „und die sich in den spezifischen Anforderungen innerhalb pflegerischer Handlungsfelder konkretisieren." (Fachkommission 2020, 13) Weiterhin merkt Olbrich (2023, 76; Hervorhebung im Original) an, dass der Pflegeprozess nur in Verbindung „mit Kompetenz als *ganzheitliche Handlung* (BIBB) zur Grundlage pflegerischen Handelns" werden kann.

Das durch die Vorgaben in § 5 PflBG sowie § 2 Abs. 1 PflAPrV konturierte Kompetenzverständnis wird in den Ausführungen der nach § 53 PflBG eingesetzten Fachkommission zur Erarbeitung der Rahmenlehrpläne weiter ausgeführt und in den Rahmenlehrplänen umgesetzt (Fachkommission 2020, 13). § 2 Abs. 3 PflAPrV legt weiterhin fest, dass die Schulen ein schuleigenes Curriculum zu erstellen haben, welches die durch die Bundesländer erlassenen Rahmenlehrpläne berücksichtigt.

3.2 Das Lernen im Pflegeprozess

Der Aufbau der für den Beruf Pflegefachfrau bzw. -fachmann wesentlichen Kompetenzen ist „in der neuen Gesetzgebung an die Handlungssystematiken im pflegerischen und beruflichen Kontext gebunden" (Saul & Jürgensen 2021, 28). Damit gerät auch das Konzept der Handlungsorientierung (Fachkommission 2019, 8), welches eng mit dem Erwerb der beruflichen Handlungskompetenz verknüpft ist, wie sie in §5 Abs. 3 PflBG oder auch allgemein durch die Kultusministerkonferenz (KMK 2021, 15) beschrieben wird[1], in den Blick.

---

[1] Obwohl die Empfehlungen der KMK für die Ausbildungsgänge der Pflege nicht bindend sind, nahmen sie dennoch großen Einfluss auf die Erarbeitung von Rahmenlehrplänen im Berufsfeld der Gesundheit und Pflege und wurden bzw. werden stark rezipiert (Darmann-Finck 2020b, 1). Gleichwohl geht der von der Fachkommission nach § 53 PflBG beschriebene Kompetenzbegriff über den der KMK hinaus.

Den Bezugspunkt der Handlungsorientierung bilden die für den Beruf spezifische Handlung bzw. Handlungsabläufe (Schewior- Popp 2014, 6)[2]. Lernende sollten im Rahmen des Unterrichts für ihre Lebenswelt bzw. ihren Beruf wesentliche Handlungen selbst ausführen bzw. diese gedanklich nachvollziehen können (KMK 2021, 17; Riedl & Schelten 2013, 101). Die Inhalts- und Aufgabenfolge im Unterricht orientieren sich dabei an der Abfolge der beruflichen Handlungsschritte, relevante Wissensbestände werden in authentische Handlungs- bzw. Problemzusammenhänge eingebettet (Riedl & Schelten 2013, 105; Büscher 2006, 37).

Ein wesentlicher Fokus des wissenschaftlichen Begründungsrahmens des durch die Fachkommission nach §53 des PflBG erarbeiteten Rahmenlehrplans der generalistischen Pflegeausbildung liegt auf den Handlungssystematiken pflegerischen Handelns, überwiegend auf „dem eigenständigen Verantwortungsbereich der Pflege, in der Übernahme vorbehaltener Tätigkeiten." (Saul & Jürgensen 2021, 36). Im Rahmenlehrplan selbst zeigt sich daher eine Rückbindung aller CEs an den Pflegeprozess (Fachkommission 2019, 11). Zusätzlich wird der Pflegeprozessbezug in den „Handlungsmustern als Situationsmerkmal" (Fachkommission 2019, 11) erkennbar. Hierüber sollen die Auszubildenden von Beginn der Ausbildung an „ihr Handeln den einzelnen Phasen des Pflegeprozesses zuordnen, um sich mit dieser Arbeitsmethode vertraut zu machen." (Saul & Jürgensen 2021, 47) Pflegehandlungen werden dabei „analog zum Pflegeprozess beschrieben." (Saul & Jürgensen 2021, 39).

Eingebettet ist dies in das für den Rahmenlehrplan ebenfalls grundlegende Konstruktionsprinzip der Situationsorientierung[3], welches eine „handlungssystematische und kompetenzorientierte Ausbildung" (Fachkommission 2019, 11) ermöglichen soll.

Bezogen auf die Umsetzung im Pflegeunterricht ist festzustellen, dass sich die Veränderungsanforderungen durch § 4 und § 5 Abs. 3 PflBG auf der Ebene der

---

[2] Das Handeln selbst wird als ein geplantes und zielgerichtetes Tun aufgefasst und umfasst Aspekte wie bewusstes, planvolles und begründetes Tun (Schewior- Popp 2014, 6). Von Bedeutung ist im Kontext der Handlungsorientierung die Handlungsregulationstheorie und mit ihr das Modell der vollständigen Handlung mit den Schritten *Informieren, Planen, Entscheiden, Ausführen, Kontrollieren* und *Bewerten* (Büscher 2006, 41). Die Prozesse werden zyklisch durchlaufen und nach Rückkopplung gegebenenfalls angepasst. Damit orientiert sich auch dieses Handlungsmodell vorrangig am kybernetischen Regelkreis: Es ist aber auf die Pflege aufgrund ihres hohen Interaktionsanteils und des leiblichen Zugangs nicht vollständig übertragbar (Fachkommission 2020, 9).

[3] Nähere Erläuterungen zum Situationsprinzip finden sich z. B. bei Walter (2015).

3.2 Das Lernen im Pflegeprozess

Organisation Schule auf die konsequente Verankerung der „vorbehaltene[n] Tätigkeiten und die qualitativ zu unterscheidenden weiteren beruflichen Aufgaben als Kern des neuen Pflegberufs [sic!]" (Hatziliadis 2019, 157) im Schulcurriculum (§ 2 Abs. 3 PflAPrV) und die ihn im entfalteten Lernsituationen beziehen. Dazu sollten Lernsituationen, so sie eine Pflegesituation abbilden, möglichst anhand des gesamten Pflegeprozesses in den Blick genommen werden (Fachkommission 2019, 28). Hierin könne eine Voraussetzung liegen, „dass Kompetenzen zur Ausübung der vorbehaltenen Tätigkeiten erworben werden." (Fachkommission 2019, 28) Das Schulcurriculum wiederum bildet die Grundlage für die Ausgestaltung des konkreten Unterrichts. Für die Mikroebene des konkreten Unterrichts kann festgestellt werden, dass die „vorbehaltene[n] Tätigkeiten im theoretischen und praktischen Unterricht bei Lernerfolgskontrollen durchgehend" (Hatziliadis 2019, 157) berücksichtigt werden müssen.

Weiterhin bedingt die vorbehaltene Tätigkeit im Pflegeprozess „Verantwortung und Selbstständigkeit, dies wiederum kann nur in selbstverantworteten und selbstorganisierten Lehr- und Lernprozessen erworben werden." (Olbrich 2023, 76) Somit erscheint das Unterstützen des selbstständigen Lernens und das Unterstützen des Erkennens bzw. Zuordnens von Bedeutung bei den Auszubildenden als ein wesentlicher „Schwerpunkt der Pädagogik" (Olbrich 2023, 76) im Rahmen der generalistischen Pflegeausbildung.

Auch für den Lernort Schule in der generalistischen Pflegeausbildung beschreiben Saul & Jürgensen (2021, 46) berufliches Lernen als Lernen „an ganzheitlichen Tätigkeiten und in vollständigen Handlungen". Dabei unterscheiden die Autor: innen einerseits eine „inhaltliche Ebene" (Saul & Jürgensen 2021, 46) in Form einer Wissensbasis, die aus „metakognitivem Wissen, Denk- und Lernstrategien, Wissen über Ziele und Pläne, Selbstkonzepte und Aufgabenwissen" (Zapp 2003, 59; dir. zit. nach Saul & Jürgensen 2021, 46) besteht. Weiterhin beinhaltet berufliches Lernen Saul & Jürgensen (2021, 46) zufolge das Sich- Üben im Vordenken und Erproben pflegerischer Handlungen „entlang des Pflegeprozesses", d. h. eine methodische Ebene. Während die inhaltliche Ebene beruflichen Lernens vor allem über kognitive Lernprozess im theoretischen Unterricht angesprochen werden sollte, empfiehlt sich für das Erproben von Pflegehandlungen der berufspraktische Unterricht (Saul & Jürgensen 2021, 47).

Als Besonderheit ist hervorzuheben, dass das Handeln im Pflegeprozess im Bereich des schulischen Lernens nur auf einer abstrakten Ebene möglich ist (Saul & Jürgensen 2021, 46): Das Lernen an realen Situationen erfolgt für die Auszubildenden erst im Praxiseinsatz, weswegen der Fokus im Unterricht selbst auf einer Wissensbasis in Form theoriebasierter Inhalte im theoretischen Unterricht bzw. als Probehandeln im praktischen Unterricht des Ausbildungsgangs

Pflegefachfrau bzw. -fachmann liegt. Das in der theoretischen Ausbildung vermittelte und reflektierte Wissen dient als Voraussetzung für ein späteres kompetentes Handeln in der Berufspraxis (Olbrich 2023, 77).

Neben den bereits beschriebenen Ebenen von Inhalt und (Handlungs-) Methode beinhaltet das Lernen in Pflegeprozess auch eine reflexive Ebene, in welcher die Beziehungsgestaltung fokussiert wird. Ziel des reflexiven Lernens ist der Aufbau eines differenzierten pflegerischen Handlungsverständnisses auf Seiten der Auszubildenden (Fachkommission 2020, 8 ff.). Wie bereits unter 2.1. beschrieben, umfasst dieses differenzierte Handlungsverständnis die Verbindung von Fachwissen als rational- analytischem und Fallverstehen als phänomenologisch- hermeneutischem Zugang zu einer Pflegesituation.

Konkreter können dem rational- analytischen Zugang neben Theorien, Modellen und Konzepten aus der Pflegewissenschaft bzw. anderen Bezugswissenschaften auch die im Pflegeprozess enthaltenen Handlungsketten zugeordnet werden. Diese sind gekennzeichnet durch ein bewusstes Setzen von Zielen, einen konkreten Zweck sowie unterschiedliche Regulationsebenen (Fachkommission 2020, 8). Über die „Rückbindung an fachliches Wissen" (Saul & Jürgensen 2021, 49) soll ein „wissenschaftlicher Begründungsrahmen" (Saul & Jürgensen 2021, 49) pflegerischen Handelns angebahnt werden, der die Handlungssicherheit angehender Pflegekräfte unterstützen soll. Eine besondere Rolle kommt hierbei Reflexionsprozessen von routinierten Handlungen zu, um einer „unkritischen Verfestigung von Routinen und >blinden Flecken< entgegenzuwirken" (Fachkommission 2020, 8). Die Reflexionsprozesse können dazu über gezielte „Analyse- und Synthesevorgänge" (Fachkommission 2020, 8) im Unterricht unterstützt werden.

Ziel des phänomenologischen Zugangs ist das Wahrnehmen und das Deuten-Können einer Pflegesituation. Hierbei ist der Nachvollzug der Perspektive der Auszubildenden wie auch zu Pflegender über das Ähnlichem an in den Situationen aufkommenden Emotionen wie Scham, Unsicherheit oder Angst wichtig (Saul & Jürgensen 2021, 48). Unterstützt werden kann dies bspw. über die „Subjektbezogenheit auf Inhalte und Methoden" (Saul & Jürgensen 2021, 48) oder auch, wenn in den Handlungsmustern unterschiedliche Varianten emotionaler Bearbeitung vorgeschlagen werden.

Aktueller Forschungsstand 4

In diesem Kapitel wird der aktuelle Forschungsstand zum Einbezug des Pflegeprozesses in den Unterricht der generalistischen Pflegeausbildung dargelegt. Hierzu wurde im Oktober 2022 zunächst eine orientierende Literatursuche zum Identifizieren der Forschungslücke durchgeführt, welche nach Auswertung der erhobenen Daten im März und April 2023 vertieft wurde. In die Suche einbezogen wurden orientierend Google Scholar, vertiefend die Datenbanken *Fachportal Pädagogik: FIS Bildung* und *CareLit*. Genutzt wurden verschiedene Kombinationen der Schlagworte *Generalistik, generalistische Pflegeausbildung, Pflegeprozess, Didaktik, Unterricht* und *Handlungsorientierung*. Zusätzliche Beachtung fanden die Veröffentlichungen des *Bundesinstituts für berufliche Bildung* (*BIBB*). Ergänzend erfolgte eine Vorwärts- und Rückwärtssuche sowie eine Handsuche in den Fachzeitschriften *Pflege, Pflege und Gesellschaft, PADUA, Pädagogik der Gesundheitsberufe* sowie *Pflegezeitschrift*.

Nachfolgend wird der bisherige Einbezug des Pflegeprozesses in den Pflegeunterricht nachgezeichnet, ehe erste Erkenntnisse zur generalistischen Ausbildung dargestellt werden.

4.1 Der bisherige Einbezug des Pflegeprozesses in den Pflegeunterricht

Eine theoretische Beschäftigung mit dem Umsetzen des Prinzips der Handlungsorientierung in den Unterricht der Ausbildungsgänge der Pflege existiert bereits seit knapp zwanzig Jahren (so z. B. Schewior- Popp 2014; Büscher 2006; Schneider 2003[1]).

Befunden von Fichtmüller & Walter (2007) zufolge orientiert sich der Unterrichtsaufbau bzw. das Gestalten des Unterrichts in Bezug auf das Lehren und Lernen am Lernort Pflegeschule inhaltlich vorwiegend an „pflegerischen Einzelhandlungen" (Fichtmüller & Walter 2007, 341) sowie an der „Pflege bei bestimmten Krankheitsbildern und Personengruppen" (Fichtmüller & Walter 2007, 341). Dabei beeinflussen sowohl die Wissensdimensionen, auf die Lehrende Bezug nehmen, als auch die methodische Ausgestaltung des Unterrichts, wie zu Pflegende wahrgenommen und welche Prämissen dem pflegerischen Handeln zugrunde gelegt werden.

Fichtmüller & Walter identifizierten weiterhin unterschiedliche Verwendungsweisen von Wissensgrundlagen: So resultiert aus einer Überbetonung medizinisch- naturwissenschaftlicher Wissensbestände als Grundlage des Unterrichts „die Ausgestaltung pflegerischer Handlungen als instrumentelles Pflegehandeln." (Fichtmüller & Walter 2007, 358) Infolgedessen orientiert sich auch die Gestaltung der Pflegebeziehung an der „Verfügbarkeit des Patienten." (Fichtmüller & Walter 2007, 358) Dem gegenüber steht eine Bezugnahme auf eine Kombination von „genuin pflegerischem Wissen und naturwissenschaftlichem Wissen" (Fichtmüller & Walter 2007, 358)[2]. Mit dieser verbunden ist ein Wertschätzen des Nicht- Wissens, was sich günstig auf die Gestaltung des Kontakts zwischen Pflegenden und zu Pflegenden auswirkt: Zu Pflegende werden hier als ein „unverfügbares Gegenüber" (Fichtmüller & Walter 2007, 358) wahrgenommen und einbezogen. Generell stellt die Wiederholung des Ausführens

---

[1] Schneider legt ihren Ausführungen die Handlungsregulationstheorie nach Volpert bzw. Hacker zugrunde und wendet diese auf pflegeberufliches Handeln an (Fichtmüller 2006, 164). Fichtmüller (2006, 166) weist kritisch darauf hin, dass in der Konzeption Schneiders Zielsetzungen ausschließlich als vollständig zielgerichtet erscheinen. Aushandlungs- und Verständigungsprozesse, die für pflegerisches Handeln wesentlich sind, geraten so allerdings „als Gegenstand pflegedidaktischer Überlegungen (Fichtmüller 2006, 165, Fußnote) aus dem Blick.

[2] Als genuin pflegerisches Wissen fassen Fichtmüller und Walter u. a. das Wissen um Pflegephänomene und -konzepte sowie „pflegerische Prinzipien und das Wissen um Handlungsschritte bei der technischen Durchführung pflegerischer Einzelhandlungen"" (Fichtmüller & Walter 2007, 341) auf.

4.1 Der bisherige Einbezug des Pflegeprozesses ...

„gleicher bzw. ähnlicher Handlungen sowie das Auftreten resp. Erzeugen von Handlungsproblematiken" (Fichtmüller & Walter 2007, 358) im Unterricht ein charakteristisches Merkmal des Lehrens und Lernens am Lernort Pflegeschule dar.

Auch der konkrete Einbezug des Pflegeprozesses als ein Handlungsmodell der Pflege in den handlungsorientierten Unterricht wurde thematisiert (Deiters et al. 2010; Leoni- Scheiber 2005). Diese werden folgend kurz erläutert, um den bisherigen Einbezug des Pflegeprozesses in die Unterrichtsgestaltung zu illustrieren:

Deiters et al. (2010, 7) konzipierten eine Unterrichtseinheit im Gesamtumfang von 20 Unterrichtseinheiten zum Thema Pflegeprozess. Zunächst diente der Pflegeprozess selbst als Unterrichtsgegenstand (Deiters et al. 2010, 6 f.), dann seine Gestaltung: Als wesentlich wird auch hier das Verständnis als Beziehungsprozess im Zusammenhang mit Fiechter und Meier benannt (Deiters et al. 2010, 8). Zudem erfolgte ein „Einhängen" von Inhalten im Verlauf der Unterrichtsreihe in die einzelnen Phasen des Pflegeprozesses, z. B. das Gestalten von Gesprächen, der Bezug zu Pflegetheorien, die Einführung in Dokumentationssysteme und das Erstellen einer Pflegeplanung (Deiters et al. 2010, 7). Begleitet wurde dies durch die „fortwährende Auseinandersetzung anhand konkreter Beispiele der Lernenden" (Deiters et al. 2010, 7). Ziel war es, „den Lernenden in der Theorie die prozessbezogene Pflege" (Deiters et al. 2010, 6) zu vermitteln, „die stark an der Umsetzung in die Praxis orientiert ist." (Deiters et al. 2010, 6) Gleichzeitig sollten die Auszubildenden so für die Relevanz des Pflegeprozesses für die Berufspraxis sensibilisiert werden.

Leoni- Scheiber (2005) entwickelte unter Bezug auf das bildungsphilosophische Modell der horizontalen Bildungskategorien von Franz Fischer und mit dem Ziel einer verbesserten Verknüpfung sowie eines verbesserten Praxistransfers der theoretischen Inhalte zum Pflegeprozess eine spiralig aufgebaute curriculare Einheit für den Ausbildungsgang Krankenpflege. Ihr didaktischer Leitfaden umfasst eine „konkrete Unterrichtsplanung zum Pflegeprozess über alle drei Ausbildungsjahre" (Leoni- Scheiber 2005, 5) inklusive einer „Auswahl von Arbeitsaufträgen, Übungen und Handouts sowie konkrete Informationsblätter zum geplanten angeleiteten Praktikum" (Leoni- Scheiber 2005, 5) versteht sich also als Muster zum Gestalten des Unterrichts.

Gemeinsam ist den Konzepten von Deiters et al. und Leoni- Scheiber, dass sie den Pflegeprozess zum Gegenstand des Unterrichts bzw. der curricularen Einheit machen und über eine handlungsorientierte Gestaltung eine verstärke Akzeptanz sowie einen verbesserten Transfer der theoretischen Inhalte in die Berufspraxis gestalten möchten (Deiters et al. 2010, 6 f.; Leoni- Scheiber 2005, 5). Einschränkend muss erwähnt werden, dass sie für Ausbildungsgänge entwickelt wurden, die inzwischen verändert wurden (Deiters et al. 2010) bzw. in der österreichischen Ausbildung Anwendung fanden (Leoni- Scheiber 2005). Zudem fanden sie nur an einer geringen Zahl von Schulen Anwendung[3], sodass ggf. eher von Leuchtturmprojekten denn von einer weithin verbreiteten Einsatzweise des Pflegeprozesses im Unterricht ausgegangen werden kann.

Paschke (2020) untersuchte mithilfe von halbstrukturierten Gruppeninterviews mit Auszubildenden der Gesundheits- und Krankenpflege im dritten Ausbildungsjahr, ob „Lernende in der Krankenpflegeausbildung innerhalb ihrer Kompetenzgenese eine pflegerische Fallsteuerungskompetenz im Pflegealltag erleben oder erlernen." (Paschke 2020, 57) Hierbei konnten die Lernenden das Zusammenwirken von medizinisch- pflegerischem Wissensbestand und empathischem Fallverstehen benennen, eine Fallsteuerungskompetenz im Sinne des Pflegeprozesses war hingegen nicht erkennbar.

Weitere Herausforderungen für den Unterricht lagen bislang im Erleben des Pflegeprozesses als praxisfernes Thema (Deiters et al. 2010, 6; für pflegewissenschaftliche Inhalte Eberhardt 2014, 214) bzw. dem in der Pflegepraxis durch die Lernenden erlebten „Mangel an theoretischen Bezugnahmen und professionellen pflegerischen Methoden [...]. Die erlebte Pflegepraxis vermittelte eher ein Bild von Verrichtungen und Funktionen im Stationsablauf, den es zu sichern gilt." (Kühme 2022, 127). Für eine höhere Akzeptanz und Relevanzzuweisung des Themas Pflegeprozess auf Seiten der Lernenden sorgten das Anerkennen des Unterschieds zwischen Unterrichtsinhalt und Berufspraxis mit dem Aufzeigen von Grenzen der im Unterricht entworfenen „idealen Pflegeplanung" (Deiters et al. 2010, 11), ein erhöhter und kontinuierlicher Praxisbezug über Beispiele (Leoni- Scheiber 2005, 7) und, zumindest für einen kurzen Zeitraum, die Durchführung eines fallbezogenen klinischen Unterrichts (Deci & Meinhardt 2020, 45).

---

[3] So wurde die Unterrichtseinheit von Deiters et al. an drei unterschiedlichen Schulen für Pflegeberufe durchgeführt (Deiters et al. 2010, 7), die curriculare Einheit Leoni- Scheibers fand an einer Krankenpflegeschule Anwendung (Leoni- Scheiber 2005, 5).

4.2 Der Einbezug des Pflegeprozesses in den Unterricht der generalistischen Pflegeausbildung

Die Orientierung am Pflegeprozess als einer Möglichkeit, Unterricht handlungsorientiert zu strukturieren, wird durch die in 5 Abs. 3 PflBG und Anlage 2 der Ausbildungs- und Prüfungsverordnung für die Pflegeberufe (PflAPrV) enthaltene Verpflichtung nochmalig verstärkt. Gleichzeitig sind Lehrende zentrale Akteur:innen bei der Umsetzung der generalistischen Pflegeausbildung an den Pflegeschulen (Hatziliadis 2019, 156): Sie erarbeiten die Schulcurricula nach den durch die Länder vorgegebenen Rahmenlehrplänen (§ 2 Abs. 3 PflAPrV) und gestalten durch ihren Unterricht die neue Ausbildung mit.

Es existieren aktuell verschiedene, auf die generalistische Pflegeausbildung bezogene Handlungsempfehlungen, die durch Forschungsprojekte erarbeitet wurden bzw. werden und die Schulen bei der Konzeption und Umsetzung der erforderlichen schulinternen Curricula unterstützen sollen (z. B. NEKSA 2023, CurAP 2021, IPfleB- BFS 2022, NAKOMM 2019). Bei aller Fülle von Konzepten und Handreichungen in Bezug auf die Gestaltung des Pflegeunterrichts ist bislang jedoch kaum untersucht, wie handlungsorientierter Unterricht in der Pflege und die Orientierung am Pflegeprozess durch Lehrende tatsächlich gestaltet wird. Ein Grund hierfür ist sicherlich auch darin zu vermuten, dass erst 2023 der erste Jahrgang die generalistische Ausbildung abschließt und somit zunächst Fragen zu Curriculum- und Prüfungsgestaltung von Interesse waren, wie bspw. die Veröffentlichungen des NEKSA- Projektes für Brandenburg (NEKSA 2023) oder auch die Bedarfsanalyse von IPfleB- BFS sowie die bereitgestellten Materialien für Sachsen (IPfleB- BFS 2022; Walter & Schachmann 2022, 18) zeigen. Auch sind viele der die Ausbildung begleitenden Forschungsprojekte erst Ende 2022 abgeschlossen worden (Peters et al. 2022, ab 17), sodass momentan noch wenige Publikationen zur Gestaltung vorliegen.

Die Erhebungen zur generalistischen Ausbildung fokussierten sich bislang u. a. auf Analysen hinsichtlich der Unterstützungs- bzw. Fortbildungsbedarfe der Lehrenden bei der Umsetzung (beispielhaft hierfür Darmann- Finck & Baumeister 2022; Walter & Schachmann 2022). Zu beachten ist jedoch, dass die sich genannten Erhebungen auf einzelne Bundesländer beziehen und zudem eher kleine Stichproben umfassen, die Ergebnisse also nicht generalisierbar sind. Dennoch können sie erste Hinweise darauf liefern, ob Lehrende die Orientierung am Pflegeprozess für den Unterricht in der generalistischen Pflegeausbildung als relevant bewerten.

So gaben 32 % der mittels Online- Umfrage befragten Lehrenden an sächsischen Berufsfachschulen (n = 187) bei einer Bedarfsanalyse zu gewünschten

Fortbildungen bzw. Unterstützungsformaten Interesse zu „konkreten ausbildungsinhaltlichen Themen wie das Einbinden pflegewissenschaftlicher Erkenntnisse in den Unterricht" (Walter & Schachmann 2022, 18 f.) an, während sich 74,3 % Angebote im Hinblick auf „Prüfungsinhalte und kompetenzorientierte Prüfungsgestaltung" (Walter & Schachmann 2022, 18) wünschten. Lehrende an Bremer Pflegeschulen (n = 67) favorisierten in einer Online- Befragung bzgl. ihrer Fortbildungsbedarfe in Zusammenhang mit der Einführung der generalistischen Pflegeausbildung vor allem Maßnahmen, welche die „Anpassung ihrer Kompetenzen an aktuelle, veränderte Anforderungen" (Darmann- Finck & Baumeister 2022, 286) fördern. Wenig Interesse (<50 %) hingegen wurde u. a. beim Item „Den Pflegeprozess systematisch in den Unterricht integrieren" (Darmann-Finck & Baumeister 2022, 287) geäußert, obwohl auch dieses fachdidaktisch betrachtet eine hohe Relevanz für die Gestaltung des Unterrichts der neuen Pflegeausbildung besitzt. Als Erklärung vermuten Darmann- Finck & Baumeister (2022, 287) einerseits, dass die Lehrenden ihre eigenen Kompetenzen für den systematischen Einbezug des Pflegeprozesses als ausreichend einschätzen oder andererseits „aus unterschiedlichen Gründen nicht die Relevanz für den Unterricht [erkennen]." (Darmann- Finck & Baumeister 2022, 287)

Als weiteren Erklärungsansatz, auf den auch Darmann- Finck & Baumeister verweisen, konnte Simon (2019, 303) nachweisen, dass Lehrende den Einbezug pflegewissenschaftlicher Erkenntnisse in den Unterricht bislang als eher wenig relevant für die Lernenden und deren spätere berufliche Tätigkeit bewerten. Sie scheinen den Einbezug pflegewissenschaftlicher Erkenntnisse in den Unterricht eher zu vermeiden bzw. den Einbezug pflegewissenschaftlicher Erkenntnisse nicht als unterrichtsübergreifendes Konzept zu erachten (Simon 2019, 307). Im Rahmen eines Methodenmixes aus Literaturrecherche und teilstandardisierten Interviews konnten Engelke- Herrmansfeldt & Krämer aufzeigen, dass enge Verbindungen zwischen dem „Habitus von Pflegefachkräften und von Pflegepädagog*innen" (Engelke- Herrmansfeldt & Krämer 2022, 169) existieren. So dient Lehrenden in Pflegeberufen ihre eigene berufliche Ausbildung als Lernende als Referenz und wird auf die Lehrtätigkeit übertragen (Engelke- Herrmansfeldt & Krämer 2022, 169). Hierin zeigen sich Parallelen zu Ergebnissen von Reiber et al. (2015), wonach Absolvent: innen pflegepädagogischer Studiengänge vor allem der eigenen Pflegeausbildung bzw. den „entsprechenden pflegeberuflichen Erfahrungen eine zentrale Bedeutung für ihre Berufstätigkeit" (Reiber et al. 2015, 256) zuweisen und ggf. „die Bedeutung der fachwissenschaftlichen Grundlagen professionellen [Kenntnisse in Pflegewissenschaft und ihren Bezugswissenschaften sowie Pädagogik für ihre Tätigkeit als Lehrkraft] unterschätzen." (Reiber et al. 2015, 256)

Ähnliches könnte für die Orientierung am Pflegeprozess vermutet werden. Möglicherweise übernehmen bzw. setzen Lehrende daher nur die Teile der durch die generalistische Pflegeausbildung notwendigen Erfordernisse in ihrem Unterricht um, die ihnen persönlich überzeugend scheinen (Reetz 2008; ind. zit. nach Hatziliadis 2019, 158). Dies könnte, auch vor dem Hintergrund der bereits ausgeführten empirischen Hinweise, die Orientierung am Pflegeprozess einschließen.

5 Begründen des gewählten Forschungsansatzes und -designs

Im folgenden Kapitel steht das Untersuchungsdesign, d. h. die „methodische Vorgehensweise einer Studie" (Döring & Bortz 2016, 182), im Mittelpunkt. Hierzu wird der für die Staatsexamensarbeit gewählte Ansatz eingeordnet, begründet und in Bezug auf die geplante Umsetzung ausgeführt.

Da bislang nur wenige empirische Erkenntnisse zum Einbezug des Pflegeprozesses in den Unterricht in der generalistischen Pflegeausbildung vorliegen, wird die Fragestellung mithilfe eines *qualitativen* Ansatzes bearbeitet (Döring & Bortz 2016, 185). Ziel des qualitativen Ansatzes ist die „verstehend- interpretative Rekonstruktion sozialer Phänomene in ihrem jeweiligen Kontext" (Döring & Bortz 2016, 63). Die Forschung im Rahmen der Staatsexamensarbeit fokussiert sich dazu auf die Perspektive der Lehrpersonen, die zu den Akteur: innen des lebensweltlichen Kontextes Unterricht gehören, diesen somit mitgestalten und prägen.

Da die Forschungsfragen auf der Grundlage einer eigenen, systematischen Datenerhebung beantwortet werden sollen, wird die Staatsexamensarbeit im Hinblick auf ihren Gegenstand als *empirische* Arbeit eingeordnet (Döring & Bortz 2016, 187ff.). Da das Design selbst entwickelt wird, handelt es sich um eine *Originalstudie,* in welcher *Primärdaten* erhoben und analysiert werden.

Das Erkenntnisinteresse der Arbeit ist *explorativ* einzuordnen, da die gewonnenen empirischen Erkenntnisse dazu genutzt werden können, um erste weiterführende Fragestellungen zu entwickeln (Döring & Bortz 2016, 192). Der Forschungsgegenstand wird erkundet, indem Daten über ihn gesammelt und verschiedene Aspekte differenziert beleuchtet werden (Döring & Bortz 2016, 149). Konkret gilt das besondere Interesse dazu den Orientierungen der in der generalistischen Pflegeausbildung tätigen Lehrpersonen im Hinblick auf eigene Pflegeverständnisse und deren Anwendung im Unterricht, mit besonderem Augenmerk auf den Pflegeprozess.

Für die Forschung im Rahmen der Staatsexamensarbeit wird folgendes konkretes Vorgehen verfolgt: Der qualitative Ansatz wird mithilfe von Interviews umgesetzt, da die Verwendung dieser Erhebungsform sowohl geeignet für ein exploratives Vorgehen als auch offen für „unerwartete Befunde" (Döring & Bortz 2016, 192) ist.

Da die Perspektive der Lehrpersonen den Fokus der Arbeit darstellt, wird sie mithilfe eines *qualitativen Einzelinterviews* erhoben. In diesem sollen die Befragten, dem Prinzip der Offenheit folgend, den Raum zum Darstellen ihrer eigenen „Relevanzsysteme, Sichtweisen und Deutungen" (Kruse 2015, 148) erhalten. Gleichzeitig sollen „fremdgesteuerte Strukturierungsleistungen oder theoretische Vorannahmen" (Kruse 2015, 148) diese subjektive Problemäußerung so wenig wie möglich beeinflussen. Allerdings leitet bereits die Auswahl der Interviewform, in welcher Weise die erhobenen Daten tatsächlich strukturiert sind (Helfferich 2011, 38). Der Forschungsgegenstand der vorliegenden Arbeit, die zu rekonstruierenden Orientierungen der Lehrpersonen, erfordert zudem eine gewisse Vergleichbarkeit der erhobenen Daten.

Um das „*Spannungsfeld von Offenheit und Strukturierung*" (Kruse 2015, 204; Hervorhebung im Original) aktiv auszubalancieren, wird als Erhebungsmethode für die qualitativen Einzelinterviews das *problemzentrierte Interview* nach Witzel (1985, 2000) gewählt. Grund hierfür ist zum einen die Annahme, dass das Erheben subjektiver Konzepte bzw. Theorien, Deutungsmuster und Orientierungen „eine gewisse Strukturierung" (Helfferich 2011, 38) toleriert, ein leitfadengestütztes Vorgehen also dem Forschungsgegenstand der Arbeit angemessen erscheint. Weiterhin fokussiert das problemzentrierte Interview jedoch die persönliche Sichtweise der Befragten auf ein Problem (Witzel 2000, Abs. 1) und erlaubt trotz Leitfaden eine flexible Handhabung von Themen im Verlauf des Gesprächs. So können die Relevanzsetzungen der Interviewpartner: innen beachtet werden (Witzel & Reiter 2022, 113; Witzel 2000). Konkret sollen darüber die Sichtweisen der Lehrpersonen auf Pflegeverständnisse sowie das Einbringen dieser Verständnisse sowie des Pflegeprozesses in den theoretischen Unterricht erhoben werden.

Im Einzelinterview besteht zudem die Möglichkeit, dass Befragte den Forschenden bspw. ihre alltägliche Handlungspraxen detailliert berichten, welche sie in Gruppendiskussionen eher abstrakt und kurz beschreiben (Nohl 2017, 3; Przyborski & Wohlrab- Sahr 2014, 278f.). Primär wird so ein individueller bzw. subjektiver Orientierungsrahmen der Befragten ersichtlich (Nohl 2017, 103f.; Przyborski & Wohlrab- Sahr 2014, 278f.). Da aber vermutet werden kann, dass das pflegerische Handlungsverständnis der Lehrenden sowie ihre möglicherweise vorhandenen berufspraktischen Erfahrungen in die Gestaltung des Pflegeunterrichts (Reiber et al. 2015, 256; Reetz 2008, ind. zit. nach Hatziliadis 2019, 158) und damit auch in die Art und Weise des Einbezugs des Pflegeprozesses einfließen, könnten in den Interviews ggf. auch Hinweise auf kollektiv geprägte Orientierungsmuster von Pflegenden und/ oder Pflegelehrenden zu finden sein.

Um die von den Befragten selbst zum Ausdruck gebrachten Orientierungen bzw. Orientierungsmuster angemessen erfassen zu können, wird die dokumentarische Methode (Bohnsack et al. 2013; Bohnsack 2008), ein Verfahren der rekonstruktiven bzw. interpretativen Sozialforschung, zur Datenauswertung genutzt. Die dokumentarische Methode dient

„der Rekonstruktion der praktischen Erfahrungen von Einzelpersonen und Gruppen, […], [sie] gibt Aufschluss über die Handlungsorientierungen, die sich in der jeweiligen Praxis dokumentieren, und eröffnet somit einen Zugang zur Handlungspraxis." (Nohl 2017, 4)

Wenn die Befragten in den Interviews also „ihre handlungspraktischen Erfahrungen" (Nohl 2017, 3) zum Einbezug von Pflegeverständnissen in den Unterricht in Form von Erzählungen und Beschreibungen schildern, werden auch die ihre impliziten, handlungsleitenden Orientierungen, zur Sprache gebracht. Ausgangspunkt hierfür ist die Annahme, dass „Erzählungen nahe der Erfahrung und erlebten Handlungspraxis liegen" (Nohl 2017, 19) und somit einen Hinweis auf das alltagspraktische Wissen der Befragten über die Gestaltung von Pflegeunterricht geben können.

In Bezug auf das Ziel der Staatsexamensarbeit erscheint die dokumentarische Methode vor allem deshalb gewinnbringend: Über den in ihr intendierten Zugang zur Handlungspraxis werden die dem Unterricht zugrunde liegenden Pflegeverständnisse und die Verwendungsweisen des Pflegeprozesses im Unterricht nicht nur auf der Ebene des *Was*, also einer inhaltlichen Ebene, sondern auch auf einer Ebene des *Wie*, also der Art und Weise, wie ein Inhalt konstruiert wird, erfasst und beschrieben (Bohnsack et al. 2013, 13).

Somit könnte im Rahmen der Staatsexamensarbeit ein erster Überblick über die dem Unterricht zugrundeliegenden Pflegeverständnisse sowie über die Verwendungsweise des Pflegeprozesses im Unterricht der generalistischen Pflegeausbildung und die dazugehörenden sowohl subjektiv wie auch ggf. kollektiv verankerten Handlungsmuster der Lehrenden gewonnen werden.

6 Datenerhebung mittels des problemzentrierten Interviews

Im folgenden Kapitel gelangt die Datenerhebung in den Blick. Dazu wird zunächst ein Überblick über die theoretischen Grundannahmen des problemzentrierten Interviews sowie dessen Kommunikationsstrategien und Erhebungsinstrumente gegeben. Daran schließt sich das Beschreiben der Gestaltung der problemzentrierten Interviews an. Diese umfasst das Erstellen der Erhebungsinstrumente Leitfaden und Kurzfragebogen, Überlegungen zum Sample, die Durchführung der Interviews selbst sowie die berücksichtigten forschungsethischen Aspekte.

6.1 Die theoretischen Grundannahmen des problemzentrierten Interviews

Das problemzentrierte Interview (PZI) wird als ein „diskursiv- dialogisches Verfahren" (Mey 1999, 145; dir. zit. nach Witzel 2000, Abs. 12) beschrieben, welches die Befragten als Expert: innen hinsichtlich ihrer eigenen Orientierungen und Handlungen betrachtet. Es zielt auf die „möglichst unvoreingenommene Erfassung individueller Handlungen sowie subjektiver Wahrnehmungen und Verarbeitungsweisen gesellschaftlicher Realität" (Witzel 2000, Abs. 1), d. h. unterschiedlicher sozialer Problemstellungen. Damit bezieht sich das PZI auf ein „*problemorientierte[s] Sinnverstehen*" (Kruse 2015, 153; Hervorhebung im Original).

Ergänzende Information Die elektronische Version dieses Kapitels enthält Zusatzmaterial, auf das über folgenden Link zugegriffen werden kann https://doi.org/10.1007/978-3-658-46633-6_6.

Eingesetzt wird es im Rahmen eines eher theoriegenerierenden Vorgehens. Bereits bestehende theoretische Vorannahmen zum zu ergründenden Phänomen werden nicht ausgeschlossen (Kohlbrunn 2020). Das bestehende Vorwissen über das zu ergründende Phänomen wird forschungspraktisch in den Leitfaden des PZI einbezogen.

Die Befragten erweitern bzw. verändern die im Leitfaden abgebildeten Vorannahmen der Forschenden jedoch um ihre eigene, im Interview geschilderte Sichtweise (Kohlbrunn 2020). Der Erkenntnisgewinn beim Erheben und Auswerten ist daher durch ein „induktiv- deduktives Wechselverhältnis" (Witzel 2000, Abs. 3) strukturiert. Der Umgang mit dem Wechselverhältnis aus Induktion, d. h. der subjektiven Sicht der Befragten, sowie Deduktion, also dem theoretischen Vorwissen der Befragenden, wird im PZI durch drei Grundpositionen bestimmt:

- *Problemzentrierung*: Sie gilt als „zentrales Kriterium der Methode" (Witzel 1985, 230). Eine gesellschaftlich relevante Problemstellung bildet den Ausgangspunkt der Forschung (Witzel 2000, Abs. 3). Zusätzlich bezeichnet sie das Einbeziehen von Strategien, welche die Befragten dabei unterstützen, ihre Problemsicht auch gegen die Interpretationen der Forschenden und „in den Fragen implizit enthaltenen Unterstellungen" (Witzel 1985, 232) benennen und beschreiben zu können.
- *Gegenstandsorientierung:* Sie bezeichnet die Flexibilität im methodischen Vorgehen der Forschenden „gegenüber den unterschiedlichen Anforderungen des untersuchten Gegenstands." (Witzel 2000, Abs. 4) So soll zum einen über die Teileelemente des PZI sichergestellt werden, dass ein geeigneter Zugang zu den Handlungsanalysen möglich ist, d. h. die Teileelemente sind dem Forschungsgegenstand angemessen einzusetzen (Witzel 1985, 232). Zum anderen sollen die Gesprächstechniken des PZI durch die Forschenden der Kommunikationssituation im konkreten Interview angemessen angewendet werden (Witzel 2000, Abs. 4).
- *Prozessorientierung:* Sie beschreibt die „flexible Analyse des Problemfeldes, welche besonders bei der Interviewdurchführung zum Tragen kommt. Eine bewusste Offenheit gegenüber neuen Aspekten durch die zu befragenden Personen wird in die Problemanalyse mitaufgenommen." (Kohlbrunn 2020) Daher ist einerseits der Kommunikationsprozess während des Interviews so zu gestalten, dass die Befragten sich ernst genommen fühlen, Vertrauen fassen und Offenheit entwickeln (Witzel 2000, Abs. 4). Andererseits ist von Seiten der Forschenden eine Offenheit gegenüber der potenziellen Veränderung des Problemfelds und des Forschungsprozesses durch die Aussagen der Befragten erforderlich (Witzel 2000, Abs. 4; Kohlbrunn 2020).

6.2 Die Erhebungsinstrumente und Kommunikationsstrategien des problemzentrierten Interviews

Für die Durchführung des PZI stehen vier Erhebungsinstrumente unterstützend zur Verfügung (Witzel 2000; Abs. 5; Witzel 1985, 236 ff.): der *Kurzfragebogen*, die *Tonaufzeichnung*, das *Postskript* sowie der *Leitfaden*. Diese werden zunächst knapp charakterisiert. Weiterhin werden die Kommunikationsstrategien des PZIs beleuchtet.

Der *Kurzfragebogen* dient dem Erfassen der soziodemografischen Daten der Befragten. Ihm kommen zwei „Hilfsfunktionen" (Witzel 1985, 236) zu: So entlastet er das nachfolgende Interview von Fragen nach dem Frage- Antwort- Schema und ermöglicht es den Befragten, im Interview eine eigene Problemsicht zu entwickeln. Zusätzlich kann die Kombination der im Kurzfragebogen enthaltenen Informationen mit der Einstiegsfrage den Gesprächseinstieg erleichtern (Witzel 2000, Abs. 6).

Die *Tonaufzeichnung* erlaubt die „authentische und präzise Erfassung des Kommunikationsprozesses" (Witzel 2000, Abs. 7) während des Interviews. Vorteilhaft an der Tonaufzeichnung ist für die Befragenden zusätzlich, sich ganz auf das Gespräch sowie das Beobachten seiner situativen und nonverbalen Merkmale konzentrieren zu können.

Das *Postskript* wird im Anschluss an das Interview und ergänzend zur Tonaufnahme verfasst (Witzel 2000, Abs. 9). In ihm werden Beobachtungen hinsichtlich der Inhalte des Gesprächs, seiner situativen und nonverbalen Gesichtspunkte festgehalten. Weiterhin können thematischen Besonderheiten und erste Interpretationsideen notiert werden, um die spätere Auswertung anzuregen bzw. zu unterstützen (Witzel 2000, Abs. 9).

Das theoretische Vorwissen wird mittels des *Leitfadens* „praktisch handhabbar" (Witzel & Reiter 2022, 107) gemacht. Zusätzlich sichert er die Vergleichbarkeit der Interviews untereinander (Witzel 2000, Abs. 8). Während des gesamten Kommunikationsprozesses fungiert der Leitfaden zudem als „Hintergrundfolie" (Witzel 2000, Abs. 8).

Über die in ihm abgebildeten Forschungsthemen dient der Leitfaden den Befragenden als „Gedächtnisstütze bzw. Orientierungsrahmen" (Witzel 1985, 236) sowie den Befragten als Hilfe bei der „Ausdifferenzierung von Erzählsequenzen" (Witzel 1985, 236). Sein Aufbau orientiert sich an „der thematischen und zeitlichen Struktur des Forschungsinteresses" (Witzel & Reiter 2022, 108). Jedoch gibt er den nur thematischen Rahmen, nicht aber die Struktur eines Gesprächs vor (Witzel & Reiter 2022, 112). So beinhaltet der Leitfaden eine offene, vorformulierte Einstiegsfrage, die als Erzählanstoß und der Ausrichtung des Gesprächs auf das Forschungsproblem dient (Witzel 2000, Abs. 13). Die weitere Gestaltung des PZIs in Bezug auf die Abfolge der angesprochenen Themen richtet sich nach den inhaltlichen und kommunikativen Besonderheiten der Gesprächssituation (Witzel & Reiter 2022, 113).

Um der Orientierung auf die subjektiven Sichtweisen der Befragten gerecht zu werden, werden innerhalb des PZIs sowohl *erzählungsgenerierende* wie auch *verständnisgenerierende Kommunikationsstrategien* flexibel angewendet (Witzel 2000, Abs. 10). In diesen „kombiniert der Interviewer das Zuhören mit Nachfragen" (Witzel 2000, Abs. 12), um die eigenen Erkenntnisse zu erweitern.

Zu den *erzählungsgenerierenden Kommunikationsstrategien* zählen die vorformulierte Eingangsfrage sowie allgemeine Sondierungen und Ad- hoc- Fragen (Witzel 2000; Abs. 13–15). Hierüber soll die subjektive Problemsicht schrittweise offengelegt und Anknüpfungen für Sondierungen geschaffen werden (Witzel & Reiter 2022, 139; Witzel 2000, Abs. 14;). Ad-hoc- Fragen dienen dem Einbezug von durch die Befragten noch nicht benannten Themenbereichen. Sie ergeben sich aus den Stichworten des Leitfadens und stellen die Vergleichbarkeit der Interviews sicher (Witzel 2000, Abs. 15).

Verständnisgenerierende Kommunikationsstrategien oder spezifische Sondierungen werden angewandt, wenn „komplexe Sachverhalte verhandelt und aufgeklärt sowie abstrakte Zusammenhänge mit konkreten Erfahrungen" (Witzel & Reiter 2022, 139) verbunden werden sollen. Zudem können über sie Details der allgemeinen Sondierungen und der Ad- hoc- Fragen in Erfahrung gebracht werden (Kohlbrunn 2020).

6.3 Die Gestaltung der problemzentrierten Interviews

6.3.1 Das Erstellen der Erhebungsinstrumente

Da dem Leitfaden, wie unter 6.2. erläutert, eine zentrale Bedeutung zukommt, wird nun nachfolgend das Erstellen des Leitfadens inklusive des Kurzfragebogens näher dargestellt.

In den Kurzfragebogen wurden Fragen hinsichtlich der beruflichen und pädagogischen Qualifikation sowie Erfahrung der zu Befragenden aufgenommen. Diese erklären sich aus den Überlegungen zum Sample (Kruse 2015, 241; zusätzlich hierzu Abschn. 6.3.2.).

6.3 Die Gestaltung der problemzentrierten Interviews

Der für die Interviews verwendete Leitfaden wurde in Anlehnung an das SPSS- Verfahren (Helfferich 2011, 182–189) sowie an die Ausführungen Kruses (2015, 212–218) erstellt[1]. Mithilfe des SPSS- Verfahrens soll das Prinzip der Offenheit beibehalten, gleichzeitig aber für die für das Forschungsinteresse wichtige Strukturierung gesorgt werden. Dazu werden mögliche Fragen zunächst ge*sammelt*, unter „Aspekten des Vorwissens und der Offenheit" (Kruse 2015, 212–218) ge*prüft*, nach den Erfordernissen des Forschungsinteresses *sortiert* und abschließend unter Erzählaufforderungen *subsumiert*.

Konkret wurden hierzu zunächst die Forschungsfragen *Welches pflegerische Handlungsverständnis legen Lehrende dem theoretischen Unterricht in der generalistischen Pflegeausbildung zugrunde?* sowie *Wie binden Lehrende den Pflegeprozess in den theoretischen Unterricht der generalistischen Pflegeausbildung ein und welche Spannungen erleben sie dabei?* in einzelne Teile gegliedert. Zu diesen einzelnen Teilbereichen erfolgte entsprechend des SPSS- Verfahrens das freie Sammeln der Fragen.

Das Prüfen der Fragen anhand der von Helfferich (2011, 182 ff.) aufgezeigten Kriterien beinhaltet zudem den reflexiven Umgang mit dem theoretischen Vorwissen, das im Zuge der Beschäftigung mit dem Problem am Anfang des Forschungsvorhabens entstand (Witzel & Reiter 2022, 105). Somit konnte eine erste Strukturierung des Vorwissens der Forscherin in Bezug auf Pflegeverständnisse und deren didaktische Umsetzung abgebildet und hinterfragt werden (Witzel & Reiter 2022, 184). Ebenso konnte hinterfragt werden, inwiefern die Fragen nur die impliziten Erwartungen der Forschenden hinsichtlich des Einsatzes des Pflegeprozesses im Unterricht bestätigen. Hierbei konnte die Perspektive für weitere Frage- Optionen geweitet werden. Zudem zeigte sich, dass ein Fokus auf alltagssprachliche Formulierungen notwendig ist, um Forschungsideen und -interessen leichter in die Interviewsituation integrieren zu können (Witzel & Reiter 2022, 108).

Die so geprüften Fragen wurden nach thematischen Aspekten sortiert (Helfferich 2011, 185): Hierbei entstanden die Themenblöcke *persönliches pflegerisches Handlungsverständnis* der Lehrperson, *pflegerisches Handlungsverständnis im Unterricht* sowie *Reflexion der pflegerischen Handlungsverständnisse im Unterricht*. Diese können entsprechend der Programmatik des PZIs nach der Eröffnungsfrage im Gesprächsverlauf flexibel eingesetzt und somit der persönlichen Relevanzsetzung der Befragten im Sinne der Prozessorientierung angepasst werden.

---

[1] Zum besseren Nachvollzug kann der Leitfaden im Anhang im elektronischen Zusatzmaterial (ESM) eingesehen werden.

Abschließend konnten die Fragen unter einen Erzählimpuls subsumiert werden: Dieser ist offen formuliert und soll erzählgenerierend wirken (Helfferich 2011, 185; zu Anforderungen zusätzlich Kruse 2015, 215 f.). Die Erzählimpulse finden sich in der ersten Spalte wieder. Daran angeschlossen finden sich in der zweiten Spalte Aufrechterhaltungsfragen, die versuchen, die Erzählpassage ohne „externe/ exmanente Relevanzsetzungen" (Kruse 2015, 220) wachzuhalten. Die den Themenblöcken zugeordneten Fragen wurden zu thematischen Aspekten verdichtet. Sie finden sich in der dritten Spalte des Leitfadens wieder und dienen als „Memos" (Helfferich 2011, 185) für eventuelle Nachfragen, falls sie nicht allein durch die Befragten angesprochen werden.

Zusätzlich findet sich im Themenblock *pflegerisches Handlungsverständnis im Unterricht* ein Erzählstimulus zu einem Dokument, anhand dessen die Befragten die Bearbeitung eines Pflegethemas im Unterricht darstellen sollten. Dieses Dokument wurde von den Lehrpersonen selbst gewählt – über die intendierte Erzählung zum Dokument können also ggf. weitere persönliche Relevanzsetzungen bzw. Konkretisierungen abgebildet werden. Ein Dokument „stellt formal betrachtet einen materiellen oder virtuellen Informationscontainer (z. B. Schriftstück auf Papier, digitale Datei) samt dessen Inhalten dar." (Döring & Bortz 2016, 534) Es wird zumeist und auch im Kontext dieser Arbeit als unabhängig von der konkreten Forschung entstandene „Objektivationen menschlicher Praxis" (Hoffmann 2018, 118) betrachtet. Eine Prämisse des Verfahrens der Dokumentenanalyse besteht in der Annahme, dass Dokumente auch die Sinnzusammenhänge repräsentieren, die mit ihrer Herstellung und Verwendungsweise verbunden sind (Hoffmann 2018, 120).

Obwohl in der vorliegenden Arbeit keine Dokumentenanalyse vorgenommen wird, sollen über die Dokumente möglicherweise ersichtliche Sinnzusammenhänge zu einzelnen Interviewpassagen der Befragten aufgezeigt werden. Insgesamt soll die Verwendung der Dokumente zum einem zum erweiterten Kontextverständnis der Forschenden beitragen. Zum anderen soll durch den Einbezug der Dokumente in das Interview ein detaillierteres Beschreiben des Vorgehens im Unterricht angeregt, d. h. Erzählungen bzw. Beschreibungen generiert, werden. Grund hierfür ist die Annahme, dass vor allem über Erzählungen und Beschreibungen das Handlungswissen der Befragten transportiert wird (Nohl 2017, 33).

Ergänzt wurde der Leitfaden durch den offenen Erzählstimulus, der den Befragten eine erste Möglichkeit zur persönlichen Relevanzsetzung geben sollte. Hierzu wird danach gefragt, was Pflege für die Teilnehmenden persönlich ausmacht. In ihrer Antwort entscheiden die Befragten selbst über die inhaltliche Abfolge sowie die Art, in der sie ihre Sicht auf das Problem versprachlichen

(Kruse 2015, 220). Darüber werden sowohl Problem- wie auch Prozessorientierung als Kriterien des PZI berücksichtigt.

Zusätzlich wurde eine offene Abschlussfrage in den Leitfaden aufgenommen, die den Befragten die Möglichkeit geben soll, „selbst zu entscheiden, ob alles Wichtige im Interview angesprochen wurde oder noch nicht, oder ob nochmals Relevanzmarkierungen ausgeführt werden sollen." (Kruse 2015, 220)

Abschließend veranschaulicht Abbildung 6.1 nochmals das Strukturierungsprinzip, nach dem der Leitfaden aufgebaut wurde:

Einstieg über einen offenen, vorformulierten Stimulus		
Hauptteil		
Themenbereich A/ B/ C • Einstiegsstimulus	*Aufrechterhaltungsfragen*	*spezifische Nachfragen |* *thematische Aspekte*
offene Ausstiegsfrage		

Abbildung 6.1 Aufbauprinzip des Leitfadens. (Eigene Darstellung nach Kruse 2015, 213 ff. und 220)

6.3.2 Das Durchführen der problemzentrierten Interviews

Nach dem Erstellen der Erhebungsinstrumente Kurzfragebogen und Leitfaden erfolgten weitere Überlegungen zur Auswahl der zu befragenden Personen. Das geplante Forschungsvorhaben hatte die Rekonstruktion möglicher individueller Orientierungsmuster von Lehrpersonen in der generalistischen Pflegeausbildung zum Ziel. Der Fokus lag dabei auf dem dem Unterricht zugrunde liegenden Pflegeverständnis und dem Einbezug des Pflegeprozesses in den Unterricht. Daher sollte das Sample zumindest in Ansätzen die *„Heterogenität des Untersuchungsfelds"* (Kruse 2015, 241; Hervorhebung im Original) widerspiegeln. Im Sinn einer bewusst kontrastierenden Fallauswahl sollte daher eine Variation hinsichtlich bestimmter Merkmale bestimmend für die Auswahl der Interviewpartner:innen sein (Kruse 2015, 241).

Konkret sollte das Sample Lehrende beinhalten, die in der generalistischen Pflegeausbildung tätig sind. Weiterhin sollte es Unterschiede bezüglich der beruflichen Erstausbildung, ggf. Berufserfahrung und auch bezüglich der pädagogischen Erfahrung aufweisen. Aufgrund des durch die Staatsexamensarbeit vorgegebenen Rahmens ist hierbei kein tatsächlich qualitativ repräsentatives Sample möglich, nach Erachten der Forscherin können durch diese Auswahl aber zumindest Hinweise auf mögliche, ggf. unterschiedliche, Orientierungsmuster der Lehrpersonen gegeben werden.

Das Rekrutieren der Teilnehmenden erfolgte hierzu über das private Umfeld der Forscherin. Insgesamt konnten so vier Lehrpersonen als Interviewpartner:innen gewonnen werden. Die Interviews wurden im Zeitraum vom 25.11.2022 bis zum 15.12.2022 über ein Online- Konferenztool geführt. Ein geplanter Pre-Test konnte aufgrund von Krankheit nicht realisiert werden.

Vor dem Beginn des Interviews wurden die Befragten in Anlehnung an Witzel (2000; Abs. 11) zunächst noch einmal hinsichtlich des Untersuchungsziels und des eigenen Erkenntnisinteresses der Forscherin sowie des gewünschten Gesprächsablaufs informiert. Besonders wurde dabei betont, dass die Äußerungen der Teilnehmenden eine wertvolle Erkenntnisquelle darstellen und somit nicht als „als Ausdruck intellektueller Leistungen bewertet, sondern als individuelle Vorstellungen und Meinungen akzeptiert werden." (Witzel 2000, Abs. 11) Weiterhin wurde die Möglichkeit für eventuelle Rückfragen gegeben und auf die Anonymisierung der erhobenen personenbezogenen Daten im Verlauf des Auswertungsprozesses verwiesen (Witzel 2000, Abs. 11).

Sowohl die Forscherin als auch die Befragten befanden sich jeweils im eigenen Zuhause. Durch die Kamerafunktion des Onlinetools konnten nichtverbale Reaktionen der Gesprächspartner: innen zumindest teilweise wahrgenommen werden. Die Gespräche selbst wurden mit Einwilligung der Interviewpartner: innen mittels Audioaufnahme festgehalten. Diese erfolgte zur Absicherung zweifach, sowohl über die Aufzeichnungsfunktion des Konferenztools sowie über eine Diktiergerät- App. Zusätzlich wurden die als Erklärungshilfe genutzten Dokumente via Bildschirmfreigabe geteilt und der Forscherin im Anschluss an das Gespräch zur Bearbeitung per Mail geschickt. In einem Fall wurde das Interview durch einen Verbindungsabbruch unterbrochen, konnte jedoch nach kurzer Verzögerung fortgesetzt werden. Zusätzlich konnte in zwei Interviews das Dokument nicht besprochen werden, da die Befragten es vergessen hatten. In diesem Fall wurde ein Dokument von den Befragten im Anschluss an das Interview zur Verfügung gestellt und mit einer Erläuterung versehen.

Im Anschluss an das Gespräch wurde ein Postskript angefertigt, in dem erste Eindrücke und Interpretationsideen festgehalten wurden. Dieses fand im Interpretationsschritt der reflektierenden Interpretation als einbezogenes Kontextwissen Anwendung.

6.3.3 Berücksichtigung forschungsethischer Aspekte

Im Fokus forschungsethischer Erwägungen steht der verantwortungsvolle Umgang mit den Teilnehmenden sowie deren Schutz vor „unnötigen oder unverhältnismäßigen Beeinträchtigungen durch den Forschungsprozess." (Döring & Bortz 2016, 123) Als grundsätzlich leitende Prinzipien sind daher zu nennen: die freiwillige Teilnahme und informierte Einwilligung der Teilnehmenden, deren „Schutz vor Beeinträchtigung und Schaden" (Döring & Bortz 2016, 123) sowie die das vertrauliche Behandeln der erhobenen Daten einschließlich deren Anonymisierung. Diese Aspekte finden, auch unter Berücksichtigung des Ethikkodex der Deutschen Gesellschaft für Pflegewissenschaft (DGP 2017), in der Staatsexamensarbeit in folgenden konkreten Punkten Anwendung[2]:

Die Teilnehmenden wurden im Vorfeld der Datenerhebung mittels eines Informationsschreibens über die Ziele der Forschung sowie die geplante Durchführung des Interviews sowie die Freiwilligkeit der Teilnahme in Kenntnis gesetzt. Das Informationsschreiben ging den Teilnehmenden in einer angemessenen Frist vor dem geplanten Interviewtermin zu, um eine Entscheidungsfindung ohne zeitlichen Druck zu garantieren. Zu jeder Zeit bestand für die Teilnehmenden zudem die Möglichkeit, der Forschenden per Mail oder telefonisch Rückfragen zu stellen bzw. die Teilnahme am Interview ohne Folgen abzulehnen (DGP 2017).

---

[2] Für den Nachvollzug befinden sich Muster des Informationsschreibens und der Einwilligungserklärung im Anhang im elektronischen Zusatzmaterial (ESM).

Zusätzlich erfolgte eine Information über den geplanten Umgang mit den im Zuge des Interviews entstandenen Video- bzw. Audioaufnahmen sowie der zur Verfügung gestellten Dokumente, da Schädigungen der Befragten nicht nur während der Datenerhebung, sondern auch im Zuge der Datenauswertung bzw. Publikation entstehen können (Döring & Bortz 2016, 128). Die durch die Aufnahmefunktion des Online- Konferenztools entstandenen Videos wurden direkt nach dem Ende des Gesprächs gelöscht, die Audioaufnahmen nur stationär und passwortgeschützt auf dem Rechner der Forscherin gespeichert. Die Audioaufnahmen wurden nach dem Erstellen der Transkripte gelöscht, um Rückschlüsse auf die Befragten auszuschließen.

Im Rahmen der Datenaufbereitung wurden zudem die Namen der Befragten pseudonymisiert und alle möglichen Hinweise auf die Befragten bzw. Orte und Einrichtungen in den Interviews bzw. Dokumenten anonymisiert. Weiterhin wurde die Einwilligung der Befragten für das Erheben und Verarbeiten der personenbezogenen Daten für die Zwecke des Forschungsprojektes im Rahmen der Staatsexamensarbeit auf Grundlage von Art. 6 Abs. 1 UAbs. 1 lit. a DSGVO schriftlich festgehalten. Die Einwilligungserklärungen werden bei der Forscherin für eine Dauer von zwei Jahren nach Abgabe archiviert.

6.4 Ein Überblick über die erhobenen Daten

Die nachfolgende Abbildung 6.2 bietet einen Überblick über die im Rahmen der PZIs erhobenen Daten. Es fanden die drei Interviews Eingang in die Darstellung, die beim Erstellen der thematischen Verläufe für die weiterführende Interpretation ausgewählt wurden.

6.4 Ein Überblick über die erhobenen Daten

Alter in Jahren	32 - 41
Geschlecht	weiblich (2), männlich (1)
pflegebezogene Ausbildung	Gesundheits- und Krankenpflege (1), Gesundheits- und Kinderkrankenpflege (1), Altenpflege (1)
Ausüben des Ausbildungsberufs in Jahren (ohne Ausbildung)	4 - 4,5
Studium im Bereich Pflege	Hochschulabschluss (2), berufsbegleitendes Studium (ohne Abschuss) (1)
pädagogische Erfahrung in Jahren (mit Referendariat)	0,75 - 16
Dauer der Interviews in Minuten	52- 63
Art des in das Interview eingebrachten Dokuments	Aufgabenstellung (2), Fachartikel (1); in einem Fall wurde das Dokument mit einer kurzen Erklärung nachgereicht

Abbildung 6.2 Überblick über die erhobenen Daten. (Eigene Darstellung)

Datenaufbereitung und -auswertung mittels der dokumentarischen Methode

7

In diesem Kapitel stehen die Schritte der Datenaufbereitung und -auswertung im Zentrum. Nachfolgend wird ein Überblick über die theoretischen Grundannahmen der dokumentarischen Methode gegeben. Daran schließt sich die Darstellung der einzelnen Interpretationsschritte sowie das Begründen des in der Staatsexamensarbeit angewandten Auswertungsvorgehens an.

7.1 Die theoretischen Grundannahmen der dokumentarischen Methode

Die dokumentarische Methode wird als Verfahren der interpretativen bzw. rekonstruktiven Sozialforschung zugeordnet (Kleemann et al. 2009, 14; Bohnsack 2008). Der zentrale Bezugspunkt der interpretativen Sozialforschung ist das „deutende Verstehen von Sinnstrukturen" (Kleemann et al. 2009, 14), um nachzuvollziehen, aufgrund welcher intersubjektiven und/oder sozial verankerten Sinnstrukturen Akteur: innen handeln. Die dokumentarische Methode findet in zahlreichen Forschungsgebieten Anwendung, so u. a. in der Unterrichts-, Bildungs- sowie der Erwachsenen- und Weiterbildungsforschung (HSU 2022; Bohnsack et al. 2013, 18). Vereinzelt konnten Forschungsvorhaben im Bereich der Pflege mithilfe der dokumentarischen Methode ausgemacht werden (z. B. Döttlinger 2020; Gerlach 2013), im Zuge der Recherche im Bereich der Pflegedidaktik jedoch nicht.

Ergänzende Information Die elektronische Version dieses Kapitels enthält Zusatzmaterial, auf das über folgenden Link zugegriffen werden kann https://doi.org/10.1007/978-3-658-46633-6_7.

Die Datenanalyse mittels der dokumentarischen Methode soll einen Zugang „nicht nur zum reflexiven, sondern auch zum handlungsleitenden Wissen der Akteure und damit zur Handlungspraxis" (Bohnsack et al. 2013, 9) eröffnen. Somit ist das Identifizieren und begriffliche Fassen des *handlungsleitenden impliziten bzw. atheoretischen Wissens* der Befragten (Bohnsack et al 2013, 12) das Ziel der Analyse. Dabei steht weniger das Bewerten des Wissens bzw. Tuns der Akteur: innen im Fokus als vielmehr das „Verständnis der >Herstellung< der [in einer Gruppe geteilten] Orientierungen und relevanten Normen." (Hoffmann 2018, 57) Die Analyseperspektive verändert sich in der dokumentarischen Methode daher „von der Frage, was die gesellschaftliche Realität in der Perspektive der Akteure ist, zur Frage danach, *wie* diese in der Praxis *hergestellt* wird." (Bohnsack et al. 2013, 13; Hervorhebung im Original)

Dazu setzt die erkenntnislogische Differenz der dokumentarischen Methode an zwei unterschiedlichen Wissensarten an. Mit Bezug auf die Wissenssoziologie Karl Mannheims werden *kommunikativ-generalisiertes Wissen* und *handlungspraktisches* oder *konjunktives Wissen* voneinander unterschieden (Przyborski & Wohlrab- Sahr 2014, 281).

Hierbei umfasst das *kommunikativ-generalisierte Wissen* die öffentliche bzw. gesellschaftliche Bedeutung eines Begriffs. Es kann in der Regel begrifflich expliziert und unproblematisch abgefragt werden (Przyborski & Wohlrab- Sahr 2014, 282; Bohnsack et al. 2013, 15).

Dem gegenüber ist das *handlungspraktische Wissen* als ein impliziter Wissensbestand der Akteur: innen zu verstehen. Es ist abhängig von milieuspezifischen bzw. „individuell- fallspezifischen (gruppenspezifischen) Besonderheit[en]." (Bohnsack et al. 2013, 15) Dieser Wissensbestand ist den Handelnden selbst nicht ohne weiteres bewusst bzw. reflexiv zugänglich und kann von ihnen nicht verbalisiert werden (Przyborski & Wohlrab- Sahr 2014, 282; Bohnsack 2003, 560). Im Sinne Mannheims wird dieser Wissensbestand als *atheoretisches Wissen* aufgefasst (Bohnsack 2003, 560). *Handlungspraktisches* bzw. *atheoretisches Wissen* zeigt sich durch alltägliche Handlungsroutinen bzw. ein intuitives Tun aus Erfahrung und ist durch eine soziale Praxis entstanden. Es verbindet Menschen miteinander, die ähnliche Erfahrungen gemacht haben bzw. sich in einem ähnlichen sozialen Umfeld bewegen (Nohl 2017, 6). Dieses milieuspezifisch erworbene *atheoretische Wissen* wird auch als *konjunktives Wissen* bezeichnet (Bohnsack et al. 2013, 15). Es bildet die Grundlage für kollektiv geteilte Orientierungen (Hoffmann 2018, 57). Diese müssen in der Regel nicht expliziert werden, da sie einen innerhalb eines speziellen Milieus geteilten Wissensbestand umfassen (Nohl 2017, 6).

7.1 Die theoretischen Grundannahmen der dokumentarischen ...

Zur Rekonstruktion der gemachten Erfahrungen und möglichen Orientierungen werden, erneut mit Bezug auf Karl Mannheim, zwei Sinnebenen unterschieden (Nohl 2017, 4).

Der *immanente Sinngehalt* einer Aussage bezieht sich auf den Objektsinn der Äußerung und umfasst den expliziten, wörtlichen Sinngehalt von Erzählungen (Bohnsack 2003, 563).

Der *dokumentarische Sinngehalt* einer Aussage

> „bezeichnet das, was eine Äußerung über die Orientierungen, Relevanzen, Normalitätsannahmen, Weltsichten – kurz: über das Alltagswissen von Sprechenden – zum Ausdruck bringt. Er bezeichnet also die dem Gesagten impliziten Verweise auf die handlungsrelevanten (konjunktiven) Erfahrungen der Sprechenden." (Kleemann et al. 2009, 160)

Damit verweist der *dokumentarische Sinngehalt* auf die Orientierung, die eine Aussage strukturiert. Bedeutend ist hierfür die Herstellungsweise der gemachten Aussage: Die *Art und Weise*, in der ein Text und damit die in ihm beschriebene Handlung konstruiert ist, gibt Hinweise auf den *Orientierungsrahmen*, der genutzt wird, um eine Problemstellung zu bearbeiten (Nohl 2017, 4; Bohnsack et al. 2013, 15). *Orientierungsrahmen* können als „durch konkrete Sozialisierungserfahrungen erworbene, sozial geprägte Denk- und Handlungsmuster" (Kleemann et al. 2009, 157) definiert werden. Sie können als ein *konjunktiver* Wissensbestand begriffen werden (Bohnsack 2014, 133) und stellen den „zentrale[n] Gegenstand dokumentarischer Interpretation" (Bohnsack et al. 2013, 15) dar[1]. Gleichwohl kann der *dokumentarische Sinngehalt* im Vergleich zum *immanenten Sinngehalt* nicht direkt benannt werden, sondern bedarf der Rekonstruktion (Przyborski & Wohlrab-Sahr 2014, 291). Hier setzen die Interpretationsschritte der dokumentarischen Methode an.

---

[1] Davon abgegrenzt werden können *Orientierungsschemata*, die „institutionalisierte und in diesem Sinne normierte Ablaufmuster oder Erwartungsfahrpläne" (Bohnsack 2014, 132) umfassen. Sie werden durch die Orientierungsrahmen handlungspraktisch umgesetzt und. können als *kommunikative* Wissensbestände bezeichnet werden (Bohnsack 2014, 132).

7.2 Die Interpretationsschritte der dokumentarischen Methode

Die Unterscheidung der *immanenten* und *dokumentarischen* Sinngehalte von Aussagen zeigt sich forschungspraktisch in den Arbeitsschritten der dokumentarischen Interpretation (Nohl 2017, 5; Bohnsack et al. 2013, 15). Der gesamte Interpretationsprozess verläuft hierbei nicht linear, sondern in ständigem Bezug zu den vorangegangenen Schritten. Diese Interpretationsschritte sollen nachfolgend beleuchtet werden.

Abbildung 7.1 gibt einen Überblick über die einzelnen Schritte und Zwischenschritte und ordnet diese dem immanenten bzw. dokumentarischen Sinngehalt zu.

SINNGEHALT	STUFE	ZWISCHENSTUFEN
Immanenter Sinngehalt	Formulierende Interpretation	Erstellen des thematischen Verlaufs und Auswahl zu transkribierender Abschnitte
		Formulierende Feininterpretation des Interviewabschnitts
Dokumentarischer Sinngehalt	Reflektierende Interpretation	Formale Interpretation mit Textsortentrennung
		Semantische Interpretation mit komparativer Sequenzanalyse
	Typenbildung	Sinngenetische Typenbildung
		Soziogenetische Typenbildung

Abbildung 7.1 Sinngehalt, Stufen und Zwischenstufen der dokumentarischen Interpretation von Interviews. (Eigene Darstellung in Anlehnung an Nohl 2017, 6 & 30)

Nachfolgend werden die einzelnen Schritte konkreter ausgeführt.

7.2.1 Formulierende Interpretation

Die formulierende Interpretation dient dem Abbilden des *immanenten* Sinngehalts in „einer klar verständlichen Sprache" (Przyborski & Wohlrab-Sahr 2014, 294) und soll die Interpretation intersubjektiv überprüfbar machen. Hierbei soll „das,

7.2 Die Interpretationsschritte der dokumentarischen Methode

was von den Akteuren im Forschungsfeld bereits selbst interpretiert, also begrifflich expliziert wurde, noch einmal zusammenfassend" (Bohnsack et al. 2013, 16) *formuliert* werden.

Dies beginnt bereits vor der Transkription des Interviews mit dem *Erstellen eines thematischen Verlaufs*. Der thematische Verlauf bildet die Grundlage für das Auswählen der zu transkribierenden und vertiefend zu interpretierenden Abschnitte des Interviews (Nohl 2017, 30). Hierzu werden die Audioaufnahmen des Interviews abgehört und die Themen bzw. thematischen Wechsel sowie die entsprechenden Zeitmarken des Interviews tabellarisch erfasst (Przyborski & Wohlrab- Sahr 2014, 289).

Die Textpassagen werden dabei mithilfe folgender Kriterien ausgewählt (Nohl 2017, 30; Przyborski & Wohlrab- Sahr 2014, 292 f.):

- Die Textpassagen enthalten Aussagen zu Themen, die vorab als das Erkenntnisinteresse der Forschenden festgelegt wurden. Sie bilden die für die Untersuchenden wichtigen Anteile ab.
- Die Textpassagen umfassen „jene Themen, zu denen sich die befragten Personen besonders ausführlich, engagiert und metaphorisch geäußert haben." (Nohl 2017, 30) Sie verweisen auf die persönliche Schwerpunktsetzung der Befragten und stellen zudem ein „Korrektiv zu den Themen der Forschenden" (Nohl 2017, 30) dar.
- Die Textpassagen beinhalten Themen, die auch in weiteren Fällen erscheinen. Diese bieten sich weiterführend für die komparative Analyse an.
- Zudem werden die Anfangspassagen einbezogen, da sie die ersten Reaktionen der befragten Personen „auf die Vorgaben der Forscherinnen und auf die in ihnen enthaltenen Interpretationen" (Przyborski & Wohlrab- Sahr 2014, 292) enthalten.

Als thematische Auswahlkriterien für die im Rahmen der Staatsexamensarbeit relevanten Passagen wurden daher die folgenden festgelegt: Zum Abdecken des eigenen Forschungsinteresses wurden Aussagen der Befragten zum *persönlichen Pflegeverständnis*, zum *Pflegeverständnis im Unterricht* sowie zum *Einbinden des Pflegeprozesses in den Unterricht* ausgewählt. Zusätzlich fanden die Eingangspassagen des Interviews Eingang, ebenso wie Passagen, die sich durch formale Aspekte wie langes Zögern bzw. engagiertes Berichten hervorhoben. Diese verweisen auf die persönlichen Schwerpunktsetzungen der Befragten.

Abbildung 7.2 zeigt hierzu beispielhaft einen Auszug aus dem thematischen Verlauf aus dem Interview mit Maja Müller zum Forschungsinteresse *persönliches Pflegeverständnis*. Es handelt sich hierbei um die Eingangspassage des Interviews.

Thematischer Verlauf zum Interview mit Maja Müller	
Zeitpunkt	Fragen der Interviewenden, Themen
00:24- 00:41	KK: Was macht Pflege für Maja Müller persönlich aus?
00:42 - 02:18	MM: Sich um Menschen zu kümmern, die in einer besonderen Situation sind. Eigene Sozialisation im KH, dort ist es immer eine Ausnahmesituation für Patient: innen. Vor allem den Aufenthalt angenehm gestalten. Patient: innen sollen sich als Individuum akzeptiert fühlen. Pflege ist nicht nur Waschen, sondern dazu gehört mehr: Behandlungspflege, Beziehungsaufbau, Kommunikation gehört sehr zu. Psychische Betreuung. Nur Kombination, wenn alles gut läuft, ist gute Pflege.

Abbildung 7.2 Auszug aus dem thematischen Verlauf des Interviews mit Maja Müller. (Eigene Darstellung in Anlehnung an Nohl 2017, 51)

Nach einer ersten Sichtung im Rahmen des Erstellens der thematischen Verläufe wurden drei der vier erhobenen Interviews für die weiterführende Analyse mithilfe der Dokumentarischen Methode ausgewählt. Ausschlaggebend waren hierfür die sich beim Erstellen der thematischen Verläufe abzeichnenden thematischen Gemeinsamkeiten bzw. Kontrastierungen in den Interviews von Maja Müller, Johannes Meier und Katja Schulze. Diese versprachen eine mögliche Grundlage für die sich anschließende Interpretation (Nohl 2017, 30; Nohl 2013, 275). Zudem wurde darauf geachtet, dass sich in den Interviews möglichst viele beschreibende Passagen finden, um einen Zugang zum handlungsleitenden Wissen zu ermöglichen (Nohl 2017, 19).

Nach dem Identifizieren der relevanten Passagen wurden diese transkribiert. Im Rahmen der Forschung zur Staatsexamensarbeit wurde hierzu ein erweitertes inhaltlich-semantisches Transkriptionssystem (Dresing & Pehl 2018, 20–25) verwendet, um den Fokus auf den Redebeitrag des Interviews zu lenken, aber zumindest Veränderungen in Sprachfluss und bei der Wortfindung kenntlich zu machen[2]. Die Transkription erfolgte händisch durch die Forschende, zur Unterstützung wurde die Transkriptionssoftware OTRANSCRIBE genutzt.

An das Erstellen des thematischen Verlaufs und das Transkribieren der ausgewählten Passagen schließt sich die *formulierende Feininterpretation* an. In diesem Schritt werden die Textabschnitte sequenziell durchgegangen und mit dem Fokus auf Themenwechsel durchgesehen. Anschließend werden Ober- und Unterthemen festgelegt (Nohl 2017, 31). Zusätzlich werden die Inhalte der Unterthemen als Paraphrase zusammengefasst. Als Ergebnis liegt eine thematische Feingliederung des Textes sowie die Zusammenfassung des wörtlichen Gehalts der Passagen vor (Przyborski & Wohlrab- Sahr 2014, 294). Im Rahmen der Staatsexamensarbeit wurde ab dem Schritt der formulierenden Interpretation zudem zum Systematisieren der Interpretationen das Programm DOKUMET QDA genutzt[3].

7.2.2 Reflektierende Interpretation

In der reflektierenden Interpretation soll der *dokumentarische* Sinngehalt mithilfe der Rekonstruktion von Handlungsorientierungen erfasst werden (Przyborski & Wohlrab- Sahr 2014, 295). Die reflektierende Interpretation versucht dabei zu klären, *wie* die die in der formulierenden Interpretation identifizierten Themen behandelt werden, „d. h. in welchem [Orientierungs-] *Rahmen*" (Bohnsack 2003, 563; Hervorhebung im Original) sie bearbeitet werden. Werden Interviews mithilfe der dokumentarischen Methode interpretiert, so werden bei der reflektierenden Interpretation sowohl formale wie auch semantische Aspekte der zu interpretierenden Passagen aufgegriffen. Diese bilden sich in den Schritten der *formalen Interpretation mit Textsortentrennung* wie auch in der *semantischen Interpretation mit komparativer Sequenzanalyse* ab (Nohl 2017, 31 f.).

Das Differenzieren der Textsorten im formalen Interpretationsschritt dient dazu, „den Erfahrungen der Akteure Rechnung zu tragen, ohne aber deren subjektiven Sinnzuschreibungen aufzusitzen." (Nohl 2017, 35) Dazu werden ähnlich der Narrationsstrukturanalyse nach Schütze die folgenden Textsorten unterschieden (Nohl 2017, 23 f.):

---

[2] Die Transkriptionsregeln nach Dresing & Pehl (2018) finden sich im Anhang im elektronischen Zusatzmaterial (ESM).
[3] Aus den Erfordernissen des Programms ergibt sich eine Gliederung der Transkripte und Interpretationen in Absätzen.

- *Erzählung:* Hierbei werden singuläre Handlungsabläufe bzw. Geschehen dargestellt.
- *Beschreibung*: In dieser werden wiederkehrende Handlungsabläufe bzw. feststehende Sachverhalte dargestellt.
- *Argumentation*: Sie ist charakterisiert als „(alltags-) theoretische Zusammenfassungen und Stellungnahmen zu den Motiven, Gründen und Bedingungen für eigenes oder fremdes Handeln." (Nohl 2017, 24)
- *Bewertung*: Sie steht in Zusammenhang mit der Argumentation und erweitert diese um „einschätzende, evaluierende Prädikate" (Schütze 1987, 148; dir. zit. nach Nohl 2017, 24).

Von besonderer Bedeutung ist das Identifizieren von Erzählungen und Beschreibungen, weil angenommen wird, dass diese *atheoretisches* bzw. *handlungspraktisches* Wissen transportieren. Argumentation und Bewertung werden in einen Zusammenhang mit dem *kommunikativen* Wissen gestellt (Nohl 2017, 33 f.). Über die Konstruktionsweise der Argumentation, d. h. über den in ihr enthaltenen „modus operandi des Theoretisierens" (Nohl 2017, 35), können allerdings ggf. Rückschlüsse auf den Orientierungsrahmen gezogen werden. Die genannten Textsorten stehen dabei nicht einzeln nebeneinander, sondern befinden sich in einem, auch empirisch zu findenden, „Vordergrund- Hintergrundverhältnis" (Nohl 2017, 24) zueinander.

Als zu bearbeitender Detailierungsgrad wurde im Rahmen der Arbeit in Anlehnung an Nohl (2017, 70) die Rekonstruktion der die Erzählung strukturierenden Vordergrund- sowie einer Hintergrundkonstruktion festgelegt (Nohl 2017, 70). D. h., es wurden jeweils die die Schilderung vordergründig strukturierende Textsorte sowie eine in diese Textform eingelassene zweite Textsorte identifiziert, ehe die Struktur des Textes in die Interpretation einbezogen wurde. Zusätzlich wurden auch Textabschnitte, die vordergründig durch Argumentationen strukturiert sind, in die Interpretation einbezogen, um Hinweise auf mögliche Orientierungen der Befragten zu gewinnen. Hierbei wurde auf die Konstruktionsweise der Argumentation geachtet.

Der Fokus des Schrittes der *komparativen Sequenzanalyse* lässt sich mit Nohl (2017, 36) beschreiben:

„Wenn die dokumentarische Methode darauf zielt, die implizite Regelhaftigkeit von Erfahrungen und den in dieser Regelhaftigkeit liegenden dokumentarischen Sinngehalt, d. h. den Orientierungsrahmen zu rekonstruieren, so bedeutet dies, über eine Sequenz von (erzählten) Handlungen hinweg Kontinuitäten zu erfassen."

7.2 Die Interpretationsschritte der dokumentarischen Methode

Dabei werden zum einen *fallintern*, d. h. innerhalb eines Interviews, Erzählabschnitte identifiziert, die eine geäußerte Problematik nicht nur inhaltlich ähnlich, sondern auf eine „strukturgleiche Art und Weise" (Nohl 2017, 37) bearbeiten. Dabei sollten in einem Fall „möglichst mehrere Passagen [mithilfe] einer Sequenzanalyse" (Nohl 2017, 41) überprüft werden, damit der Orientierungsrahmen gut rekonstruiert werden kann. Hierüber soll die „implizite Regelhaftigkeit" (Nohl 2017, 41) aufgezeigt werden, die die einzelnen Abschnitte innerhalb des Falls miteinander verbindet. D. h., der „Orientierungsrahmen wird nicht in einer einzelnen Sequenz, sondern im Bezug verschiedener Sequenzen zueinander rekonstruiert." (Nohl 2013, 281)

Im Rahmen der Staatsexamensarbeit wurden daher in Anlehnung an Nohl (2017, 40 f.) auf die Themen *persönliches Pflegeverständnis, Pflegeverständnis im Unterricht* sowie *Einbinden des Pflegeprozesses in den Unterricht* bezogene Interpretationsabschnitte in den einzelnen Interviews ausgewählt. Nach der Textsortentrennung wurden die einzelnen, thematisch passenden Interview-Sequenzen auch hinsichtlich ihrer Konstruktionsweise verglichen. Dadurch sollten Rückschlüsse auf einen möglicherweise ähnlichen Bearbeitungsmodus des Themas innerhalb des Falls gezogen werden, d. h. eine dem Fall „implizite Regelhaftigkeit" (Nohl 2017, 37) identifiziert und rekonstruiert werden. Abbildung 7.3 illustriert das Vorgehen erneut anhand eines Beispiels zum persönlichen Pflegeverständnis von Maja Müller.

Über das Abgrenzen unterschiedlicher Orientierungsrahmen zu einer Problematik sollen verschiedene, empirisch gewonnene Vergleichshorizonte zum ersten Fall eröffnet werden (Nohl 2017, 8) und sichergestellt werden, dass der identifizierte Orientierungsrahmen des ersten Falls empirisch valide erfasst wird (Nohl 2013, 278). Zudem wird so die Herausforderung der sog. „Standortgebundenheit" (Mannheim 1952a; dir. zit. nach Nohl 2013, 276) der Forschenden abgemindert: Die Sicht der Interpretierenden, die aus den wissenschaftlichen sowie alltäglichen Theorien und den vorreflexiven subjektiven Theorien entsteht, stellt somit nicht die einzige Vergleichsfolie dar, auf deren Grundlage die Interpretation des Falls erfolgt (Nohl 2017, 41; Bohnsack et al. 2013, 15; Nohl 2013, 276).

Daher erfolgt in der komparativen Sequenzanalyse ein *fallübergreifender* Vergleich mit Erzählabschnitten aus anderen Fällen, die die im ersten Fall geäußerte Problematik ebenfalls bearbeiten. Die zum Vergleich herangezogenen Fälle werden dabei zuerst mit minimalem und weiterhin mit einem maximalem Kontrast zu den Äußerungen des ersten Falls ausgewählt (Nohl 2017, 37 f.).

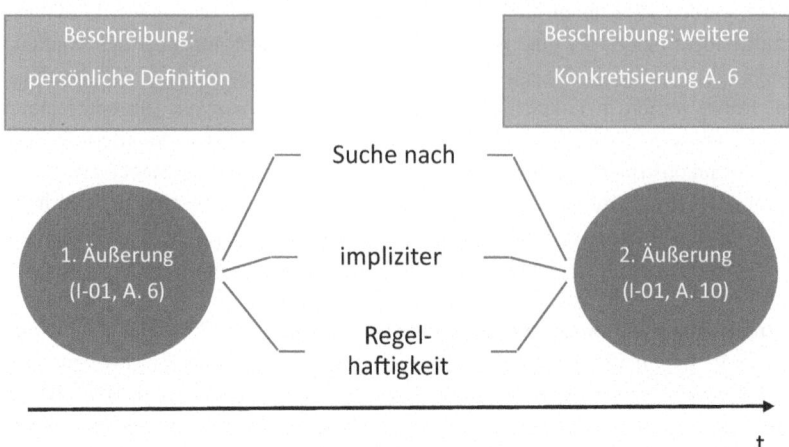

Abbildung 7.3 Fallinterner Vergleich von Äußerungen zum persönlichen Pflegeverständnis im Interview von Maja Müller. (Eigene Darstellung in Anlehnung an Nohl 2017, 36 f.)

Das Identifizieren der einzelnen Orientierungsrahmen erfolgt über die Auswahl des Tertium Comparationis, d. h. des den Vergleich strukturierenden Dritten, „auf dessen Hintergrund im Vergleich Kontraste deutlich werden" (Nohl 2013, 279)[4]. So orientiert sich das in der vorliegenden Arbeit verwendete Tertium Comparationis zunächst an den Themenblöcken, die der Leitfaden in Anlehnung an die forschungsleitenden Fragen vorgibt: *persönliches Pflegeverständnis*, *Pflegeverständnis im Unterricht* sowie *Einbinden des Pflegeprozesses in den Unterricht*.

Nach dem Rekonstruieren einer impliziten Regelhaftigkeit bei der Bearbeitung der Themen innerhalb eines Falls wurden die beiden weiteren vergleichend einbezogen. Die zum Vergleich erforderlichen Kontraste in den themenbezogenen Äußerungen der drei Interviews wurden in Anlehnung an Nohl (2017, 37 f.) zunächst nach minimalem, dann nach zunehmendem Kontrast ausgewählt.

---

[4] Auf der Ebene des immanenten Sinngehalts findet sich das Tertium Comparationis in den gemeinsamen Themen der Fälle und wird im problemzentrierten Interview zunächst durch die im Leitfaden vorgegebenen Themen bestimmt (Nohl 2017, 40; Nohl 2013, 285). Auf der Ebene des dokumentarischen Sinngehalts zeigt sich das Tertium Comparationis in der unterschiedlichen bzw. gleichartigen Bearbeitung des gemeinsamen Themas und bildet gleichzeitig einen weiteren Abstraktionsschritt hin zur angestrebten Typenbildung (Nohl 2013, 285).

7.2 Die Interpretationsschritte der dokumentarischen Methode

Nachdem sich ähnliche bzw. kontrastierende Bearbeitungsweisen eines gemeinsamen Themas in den drei Fällen zeigten, wurden diese Bearbeitungsweisen hinsichtlich ihrer Nuancen analysiert (Nohl 2017, 38). Unterstützend fanden die im Interview erläuterten Unterrichtsdokumente Eingang in die Rekonstruktion der fallspezifischen Bearbeitungsweise der Themen *persönliches Pflegeverständnis*, *Pflegeverständnis im Unterricht* sowie *Einbinden des Pflegeprozesses in den Unterricht*.

Abbildung 7.4 stellt das in der Staatsexamensarbeit angewandte Vorgehen im Schritt der komparativen Sequenzanalyse nochmals zusammenfassend dar.

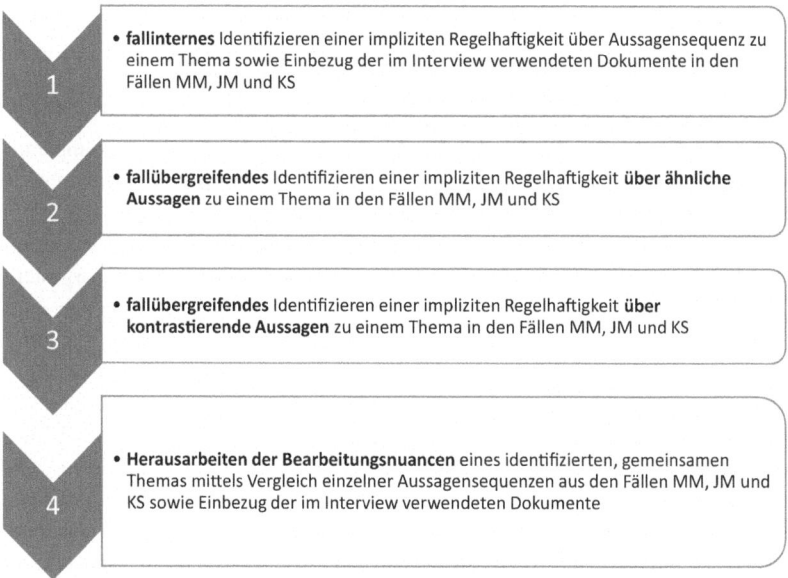

Abbildung 7.4 Vorgehen im Schritt der komparativen Sequenzanalyse. (Eigene Darstellung in Anlehnung an Nohl 2017, 36 ff.)

7.2.3 Typenbildung

Die in 7.2.2. ausgeführte komparative Analyse im Rahmen der reflektierenden Interpretation bildet die Grundlage für das Bilden von Typologien[5] (Bohnsack et al. 2013, 14). Dabei wird im Schritt der Typenbildung „auf einem hohen Abstraktionsniveau das Entstehen von Orientierungsrahmen" (Kleemann et al. 2009, 165) nachvollzogen. Die Besonderheit der Typenbildung liegt in ihrer mehrdimensionalen Form: So werden nicht nur *sinngenetische* Typiken bzw. Typologien benannt, sondern deren Entstehungszusammenhänge durch *soziogenetische* Typiken bzw. Typologien zu begründen versucht (Schäffer 2020, 69; Bohnsack 2013, 270).

Das methodische Vorgehen setzt sich aus wiederum zwei Schritten zusammen: Hierbei handelt es sich um die *sinngenetische* und die *soziogenetische* Typenbildung (Bohnsack 2020, 33 f.). Forschungspraktisch zeigt sich ein „gleitende[r] Übergang von der kontrastierenden Analyse zur Typenbildung." (Kleemann et al. 2009, 165) Dabei steht das Vorgehen stets im Zusammenhang mit der komparativen Analyse, die bereits in den vorangegangenen Schritten der formulierenden und v. a. der reflektierenden Interpretation begonnen wurde (Bohnsack 2013, 270). Nachfolgend werden *sinn-* sowie *soziogenetische* Typenbildung kurz erläutert und das eigene Vorgehen im Rahmen der Staatsexamensarbeit dargestellt sowie begründet.

In der *sinngenetischen*[6] Typenbildung erfolgt die „themenbezogene, fallvergleichende Abstraktion der in den bisherigen Analysen rekonstruierten Orientierungsrahmen." (Kleemann et al. 2009, 165) In ihr werden, abstrahierend von den Einzelfällen, inhalts- bzw. gegenstandsbezogenen Dimensionen beschrieben (Schäffer 2020, 69; Kleemann et al. 2009, 166). Laut Bohnsack (2020, 33; Hervorhebung im Original) handelt es sich bereits um eine „*sinngenetische Typenbildung* auf einer allerersten Stufe", wenn ein Orientierungsrahmen nicht mehr ausschließlich auf der fallinternen komparativen Analyse rekonstruiert wird, sondern auch fallübergreifende Aspekte einbezogen werden. In mehreren Einzelfällen vorkommende Orientierungsrahmen werden im Schritt der sinngenetischen Typenbildung abstrahiert (Schäffer 2020, 67), „d. h. vom Einzelfall relativ abgelöst" (Nohl 2017, 42) und zu einzelnen Typen ausformuliert.

---

[5] Begrifflich differenzieren lassen sich der *Typus*, der auf in das einem Einzelfall aufscheinende „Typische" des Falls verweist. In der *Typik* zeigt sich die fallübergreifende Gestalt des Typischen, d. h. der Typus erscheint in mehreren Einzelfällen. Die *Typologie* verdeutlicht den gegenseitigen Bezug mehrerer Typiken (Schäffer 2020, 68).

[6] *Sinngenetisch* verweist auf „die Genese des >Sinns<, an dem man im Forschungsprojekt interessiert ist" (Schäffer 2020, 67), d. h. auf das gegenstandstheoretische Interesse.

7.2 Die Interpretationsschritte der dokumentarischen Methode

Die *soziogenetische* Typenbildung versucht, die bereits

„herausgearbeiteten sinngenetischen Typologien verstehend zu erklären, indem sie nach den Entstehungsbedingungen für die jeweils herausgearbeiteten sinngenetischen Typiken fragt." (Schäffer 2020, 69)

Dazu erfolgt eine „themenübergreifende fallvergleichende Abstraktion der in den bisherigen Analysen rekonstruierten Orientierungsrahmen unter Einbeziehung weiteren Kontextwissens." (Kleemann et al. 2009, 166) Als das einzubeziehende Kontextwissen, das von Kleemann et al. erwähnt wurde, gelten Informationen, „die Einsichten in den spezifischen Erfahrungsraum bzw. die soziale Lagerung erlauben" (Kleemann et al. 2009, 166). Dazu zählen bspw. z. B. Erfahrungshintergründe in Bezug auf Milieu, Geschlecht, Bildung oder Generation. Damit kann eine „entlang sozial basierter Orientierungsrahmen" (Kleemann et al. 2009, 186) orientierte Generalisierung der mehrdimensionalen Typiken vorgenommen werden. Um eine soziogenetische Typik valide rekonstruieren zu können, muss sie „in ihrer Relation und ihrer Überlagerung durch andere Typiken, […] also innerhalb einer ganzen Typologie verortet werden" (Bohnsack 2013, 263) können.

7.2.4 Das konkrete Vorgehen in der Staatsexamensarbeit

In der vorliegenden Staatsexamensarbeit werden nur drei Interviews ausgewertet. Somit liegen vor dem Hintergrund der genannten Ausführungen von Bohnsack (2013, 263 ff.) und Nohl (2017, 43) zu wenige Daten vor, um eine Typenbildung auf sinn- und soziogenetischer Ebene tatsächlich valide zu beschreiben sowie empirisch absichern zu können. Daher wird in der Staatsexamensarbeit keine sinn- bzw. soziogenetische Typik aus den Interpretationen abgeleitet. Dennoch erlauben die Daten nach Erachten der Forscherin zumindest einen Hinweis auf mögliche Orientierungen der Lehrenden hinsichtlich ihres *persönliches Pflegeverständnisses*, ihres *didaktischen Verständnisses* sowie des *Einbindens des Pflegeprozesses in den Unterricht*.

So werden zunächst die sich zeigenden fallspezifischen Orientierungen hinsichtlich der genannten Problematiken entsprechend der fallinternen komparativen Analyse dargestellt. Anschließend werden die fallspezifischen Orientierungen von Maja Müller, Johannes Meier und Katja Schulze vergleichend betrachtet und anhand der aus ihnen rekonstruierten möglichen Orientierungen sinngenetische bzw. soziogenetische Aspekte (Schäffer 2020, 76 f.) aufgezeigt. Bei diesen handelt es sich um „erste kleine Verdichtungen mit Bezug auf Stellen im empirischen Material" (Schäffer 2020, 76), von denen Interpretierende annehmen, dass sie auf Typisches hinweisen. Hier würde bei einer größeren Datenmenge die Typenbildung beginnen. Das gewählte Vorgehen könnte somit als der Versuch einer „*sinngenetische[n] Typenbildung* auf einer allerersten Stufe" (Bohnsack 2020, 33; Hervorhebung im Original) eingeordnet werden, da auch neben den fallspezifischen auch fallübergreifende Aspekte in Ansätzen berücksichtigt werden.

Darstellen der empirisch gewonnenen Erkenntnisse 8

Im folgenden Kapitel werden die durch die Interviews gewonnenen empirischen Erkenntnisse vorgestellt. Hierzu werden die rekonstruierten Orientierungen der Befragten hinsichtlich ihres *Pflegeverständnisses*, ihres didaktischen Verständnisses, d.h. ihrer *Schwerpunktsetzung beim Gestalten des Pflegeunterrichts*, sowie des *Einbezugs des Pflegeprozesses* in den Unterricht dargestellt.

Um einen Überblick über die Rekonstruktionsweise der Orientierungen mithilfe der dokumentarischen Methode zu geben, werden die Schritte der formulierenden und v.a. der reflektierenden Interpretation als „Herzstück" (Bakels 2018, 138) der Arbeit am Beispiel des Pflegeverständnisses Maja Müllers in Abschnitt 8.1.1 ausführlich dargestellt[1]. Alle weiteren Beschreibungen enthalten Elemente der angefertigten Interpretationen, werden aber in komprimierterer Form wiedergegeben.

Die verwendeten Zitate dienen dazu, die Orientierungen der jeweiligen Personen zu verdeutlichen. Sie allein reichen aber nicht aus, um den Orientierungsrahmen valide zu beschreiben. Vielmehr finden sich die Orientierungen im Sinne der fallinternen komparativen Analyse auch in weiteren Anschnitten der jeweiligen Interviews (Nohl 2017, 37; Nohl 2013, 281).

Nach dem Darstellen der Orientierungen der Lehrpersonen Maja Müller, Johannes Meier und Katja Schulze wird die Rolle der ins Interview eingebrachten Dokumente kurz reflektiert. Abschließend erfolgt ein zusammenfassender Vergleich der Orientierungen, verbunden mit dem Ableiten möglicher sinngenetischer Aspekte.

---

[1] Die formulierende Interpretation wird nur anhand dieses Unterpunkts ausführlich dargestellt, um den Rahmen der Staatsexamensarbeit nicht zu überschreiten (dazu Abb. 8.1). Hierbei werden erweitert formulierte Ober- und Unterthemen aufgeführt und auf die Paraphrase aus Platzgründen verzichtet (Przyborski & Wohlrab-Sahr 2014, 308, Fußnote 209).

8.1 Maja Müller (I-01)

Maja Müller ist ausgebildete Gesundheits- und Krankenpflegerin und war viereinhalb Jahre lang in diesem Beruf tätig. Sie hat ein weiterführendes, universitär verortetes und pflegedidaktisch orientiertes Studium absolviert und verfügt zum Zeitpunkt des Interviews über zweieinhalb Jahre pädagogischer Erfahrung.

8.1.1 Pflege als das *Gestalten einer für die zu Pflegenden besonderen Situation*

Auf die Eingangsfrage der Interviewerin, was für sie persönlich Pflege ausmacht, antwortet Frau Müller folgendes (I-01, A. 6):

„Hm (nachdenkend). (.) Naja, prinzipiell / Es geht ja darum, sich um Menschen zu kümmern, die in einer besonderen Situation sind. Ähm, weil, also / Ich bin ja jetzt im Krankenhaus sozialisiert worden, deswegen ist es jetzt für mich Pflege immer prinzipiell aufs Krankenhaus bezogen und das sind immer besondere Situationen für die Menschen, die dort sind. Also entweder sind sie zur Diagnostik da oder zur Therapie und die sind/ Das ist immer eine Ausnahmesituation für die, weil das ist ja nicht zu Hause. Sie sind / die Familie ist nicht da, die Angehörigen, so. Und deswegen, finde ich, ist Pflege erstmal vor allen Dingen natürlich, dass wir versuchen, dass diesen Aufenthalt so angenehm wie möglich trotz alldem zu gestalten. Dass die sich wohlfühlen, dass die sich verstanden fühlen, dass die sich akzeptiert fühlen, so wie sie auch als Person, als Individuum sind. Ähm, und dass wir versuchen, irgendwie gemeinsam in einer pflegerischen Beziehung trotz alldem, dass das für die so angenehm wie möglich ist. Genau. Dieser / Pflege, das ist eben, also, das ist jetzt nicht nur reines Waschen, auch wenn man mir das am Anfang irgendwie mal so mitgeteilt hat, dass es vor allen Dingen Waschen ist, aber ich finde, es gehört eben noch mehr dazu, ne. Es ist, also, in auch die, also wenn man es jetzt mit dem alten Begriff der Behandlungspflege mit dazunimmt, nor. Das gehört ja auch mit zur Pflege dazu, für mich schon. Ehen der Beziehungsaufbau, die Kommunikation gehört für mich ganz sehr mit dazu und ja, die Betreuung, die psychische Betreuung. Das ist, wie gesagt. Nur da / Durch die Kombination, denke ich, wenn alles gut läuft, dann ist es auch ne gute Pflege, so ungefähr. Ja."

8.1 Maja Müller (I-01)

Formulierende Interpretation (Interview Maja Müller, A. 6)

OT: Sich um Menschen in einer besonderen Situation kümmern

UT: Beeinflussen der persönlichen Sichtweise Frau Müllers auf Pflege

    Die eigene Sozialisation im Krankenhaus prägt für Frau Müller die Sicht auf Pflege. Im Krankenhaus besteht für Patientinnen immer eine "Ausnahmesituation". Das Krankenhaus ist kein vertrauter Ort für sie, Angehörige sind nicht da.

UT: Pflege als Gestalten eines angenehmen Krankenhausaufenthaltes

    Pflege heißt, zu versuchen, dass der Aufenthalt angenehm für Patient: innen ist. Dazu gehört, dass Patient: innen sich wohlfühlen, akzeptiert und als Person angenommen fühlen. Das wird in einer pflegerischen Beziehung gestaltet.

UT: Waschen und Behandlungspflege als Komponenten

    Zu Pflege gehört nicht nur Waschen, sondern auch Behandlungspflege.

UT: Beziehungsaufbau und Kommunikation als Komponenten

    Wichtige Elemente von Pflege sind Beziehungsaufbau und Kommunikation, auch die psychische Betreuung der Patient: innen.

UT: Gute Pflege

    Die Kombination der Elemente Beziehungsaufbau, Kommunikation, Körperpflege und Behandlungspflege ergibt für Frau Müller "gute Pflege".

Abbildung 8.1 Formulierende Interpretation zum Interview Maja Müller, A.6; (OT= Oberthema, UT = Unterthema)

Reflektierende Interpretation (I-01, A. 6):
Beschreibung des persönlichen Pflegebegriffs mit Hintergrundkonstruktion im Modus der Argumentation

Frau Müller antwortet mit einer allgemeinen Beschreibung („Naja, prinzipiell"): Bei Pflege geht es demnach „darum, sich um Menschen zu kümmern, die in einer besonderen Situation sind." (I-01, A. 6) Zur Konkretisierung schließt Frau Müller eine Erklärung an, weswegen Pflege für sie an einer besonderen

Situation ansetzt. Als prägend wird von Frau Müller dazu ihre eigene berufliche Sozialisation im Setting Krankenhaus angeführt. In diesem Setting befinden sich zu Pflegende aus der Sicht Frau Müllers an einem für sie unbekannten Ort mit ihnen unbekannten Menschen. Gemeinsam mit dem Durchführen von Diagnostik bzw. Therapie macht dies die „Ausnahmesituation" (I-01, A. 6) für die zu Pflegenden aus.

Pflege soll für Frau Müller dazu beitragen, dass zu Pflegende den Krankenhausaufenthalt als angenehm empfinden. Wichtig ist hierbei, dass sich die zu Pflegenden verstanden und als Person bzw. Individuum akzeptiert fühlen. Ein wesentliches Element zum Umsetzen des angenehmen Aufenthalts stellt für sie das gemeinsame Gestalten einer „pflegerischen Beziehung" (I-01, A. 6) dar. Diese scheint den positiven Horizont für den Pflegebegriff Frau Müllers darzustellen[2].

Zusätzlich grenzt sie ihr Pflegeverständnis im Vergleich zu „am Anfang" (I-01, A. 6) ihrer Berufslaufbahn gehörten Schilderungen von Pflege ab. Das in diesen Schilderungen genannte „reine Waschen" (I-01, A. 6) als Hauptaufgabe der Pflege wird als ein möglicher negativer Gegenhorizont[3] ihrer eigenen Überzeugung sichtbar.

Mit „dem alten Begriff der Behandlungspflege" (I-01, A. 6) verwendet Maja Müller einen Begriff aus der Sozialgesetzgebung, um als ein weiteres pflegerisches Aufgabengebiet das Ausführen ärztlich delegierter, medizinnaher Aufgaben zu beschreiben. Gleichzeitig könnte das Nutzen der Formulierung *alt* darauf verweisen, dass Frau Müller bewusst ist, dass der Begriff der Behandlungspflege aus pflegewissenschaftlicher Sicht als überholt gilt.

Als weitere, für den Pflegebegriff relevante Aspekte verweist Maja Müller auf „Kommunikation" (I-01, A. 6) und „psychische Betreuung" (I-01, A. 6) als für sie wichtige Komponenten der Pflege. Dies betont sie durch das Wiederholen von „eben der Beziehungsaufbau" (I-01, A. 6) und durch das „ganz sehr" (I-01, A. 6). Maja Müller führt an dieser Stelle jedoch nicht genauer aus, was sie unter Kommunikation bzw. psychischer Betreuung versteht. Allerdings verdeutlicht sie, dass Pflege für sie aus einer Kombination der genannten Komponenten besteht

---

[2] Als positiver Gegenhorizont wird im Kontext der dokumentarischen Methode folgendes verstanden: Der „Bezugspunkt (Handlungen, Personen, Haltungen etc.), an den man sich als Individuum oder Gruppe mehr oder weniger explizit anlehnt und [der] damit anzeigt, was zum eigenen Wollen gehört." (Kleemann et al. 2009, 238).

[3] Als negativer Gegenhorizont kann dementsprechend definiert werden: Der „Bezugspunkt (Handlungen, Personen, Haltungen etc.), von dem man sich als Individuum mehr oder weniger explizit abgrenzt und [der] damit anzeigt, was *nicht* zum eigenen Wollen gehört." (Kleemann et al., 2009, 238; Hervorhebung: KK).

und betont, dass die einzelnen Aspekte der Körperpflege, der „Behandlungspflege" sowie der Beziehungsaufbau und die gelungene Kommunikation für sie zu einer „gute[n] Pflege" (I-01, A. 6) gehören.

Eine zusätzliche Konkretisierung erfährt die Schilderung des Pflegeverständnisses von Frau Müller in einer weiteren Passage (I-01, A. 10). Frau Müller reagiert in diesem Ausschnitt auf eine immanente Nachfrage der Interviewerin zum Aspekt von Interaktion und Kommunikation in der Pflege.

> „(atmet hörbar aus) (...) Naja, ich hoffe eigentlich, dass es trotzdem was typisch Pflegerisches gibt, weil sonst müsste man ja die Ausbildung nicht machen. Dann könnte man auch einfach sagen: 'So hier ist der Waschlappen und los gehts' [...]. Aber, ich, ja, das typisch Pflegerische – vielleicht trotz alldem, dass man diese, diesen Beziehungsaufbau, dass man auch, selbst wenn der Patient nicht lange da ist, dass man trotzdem eben versucht, das eben für den verständnisvoll und sinnvoll den Aufenthalt zu gestalten und dass er dann auch aus dem Krankenhaus dann wieder rausgehen kann und sagen kann: 'Ja, ich kann alles nachvollziehen, was jetzt so passiert ist, ich fühl mich wohl, es war wirklich, bin zufrieden mit dem, was passiert ist und ich hatte das Gefühl, jederzeit war jemand für mich da und ich konnte immer fragen, wenn was ist. Und wenn ich Probleme hatte, ist es (.) / hat sich die Schwester sofort um mich gekümmert' und so. (.) Also ich denke, vielleicht ist ja das so bisschen das Typische daran, ne. Dass man also trotz alledem, auch wenn es fremde Menschen sind, dass man für so einen kurzen Moment vielleicht diesen Beziehungsaufbau hat und für die, die mit der häufigste Ansprechpartner ist. Die Ärzte sind ja sehr selten da, und nur zur Visite und selbst dann sind sie ja ziemlich schweigsam. Und ähm, ich denke, als Pflegekraft, wenn man dann zum Beispiel beim Waschen dabei ist oder wenn man Nahrung anreicht und so, dann führt man ja Gespräche auch und da versucht man ja mit den Gesprächen auch Ängste zu nehmen und eben Vertrauen aufzubauen und ich denke, wenn das Patienten besser können, dann sind die vielleicht auch be- / Oder können die besser mit dem, was auch im Krankenhaus passiert, umgehen und das gut nachvollziehen, ja. Ja."

OT: Existenz eines für die Pflege Eigenständigen
UT: „Typisch Pflegerisches" als Grund für die existierende Ausbildung

Argumentation zur Existenz eines typisch Pflegerischen
Nach kurzem Zögern (3 Sek.) antwortet Maja Müller zunächst im Modus der Argumentation. Hierbei führt sie an, dass Pflege in einer Ausbildung gelernt werden muss und somit spezielle Fähigkeiten auf Seiten der Pflegenden erfordert. Sie validiert damit die von der Interviewerin eingebrachte Proposition, dass es etwas typisch Pflegerisches gebe. Weiterhin unterstreicht sie ihre Position mit dem Beispiel der Körperpflege, die nicht einfach nur ausgeführt werden kann. Hier zeigt

sich eine Parallele zu Absatz 6: Auch in diesem beschreibt Frau Müller einen negativen Horizont für pflegerisches Handeln. Sowohl in Absatz 6 wie auch hier besteht dieser in der Reduktion des pflegerischen Handelns auf das Ausführen des Waschens.

OT: Beziehungsaufbau als das Eigenständige der Pflege
UT: Sinnvolles Gestalten des Krankenhausaufenthaltes über den Beziehungsaufbau

Hintergrundkonstruktion im Modus der Beschreibung
Frau Müller spezifiziert das für sie typisch Pflegerische als „trotz alldem, diese, diesen Beziehungsaufbau" (I-01, A. 10). Allerdings nennt sie kein konkretes Beispiel, sondern verwendet eine allgemeine Beschreibung. In dieser führt sie im Vergleich zu Absatz 6 weiter aus, worin für sie der pflegerische Beziehungsaufbau besteht: Es handelt sich um eine Beziehung auf Zeit zwischen Personen, die einander bislang fremden waren. Gelingt der Beziehungsaufbau, so können zu Pflegende sich wohlfühlen. Die Pflegenden fungieren innerhalb der Beziehung als Ansprechpartner: innen und Vermittelnde. Gleichzeitig sind die Patient: innen durch die Beziehung zu den Pflegenden in der Lage, ihre Situation und die darin auftretenden Geschehnisse nachzuvollziehen.

OT: Beziehungsaufbau als das Eigenständige der Pflege
UT: Pflegende als vorrangige Ansprechpartner: innen für zu Pflegende
UT: Gespräche als Möglichkeit zum Beziehungsaufbau

Rückkehr zur Argumentation, diese wird weitergeführt zur Möglichkeit des Beziehungsaufbaus durch Pflegende
Dass Pflegende die Möglichkeit haben, eine Beziehung zu den zu Pflegenden aufzubauen, begründet Maja Müller mit der Präsenz der Pflegekräfte. Dies tut sie auf zwei Wegen: Zunächst erfolgt dazu eine Abgrenzung von den Ärzt: innen, die selten am Patient: innenbett seien und auch bei Präsenz kaum Gespräche mit den zu Pflegenden führten. Dem gegenüber steht die größere Präsenz der Pflegenden am Patient: innenbett. Als Beispiele dienen die Unterstützung bei der Körperpflege sowie bei der Nahrungsaufnahme, während derer zusätzlich Gespräche zwischen Pflegenden und zu Pflegenden möglich sind. In den Gesprächen selbst sieht Frau Müller eine erneute Option zum Beziehungsaufbau, weil Pflegende so

die Möglichkeit erhalten, „Ängste zu nehmen und eben Vertrauen aufzubauen" (I-01, A. 10) Sowohl das aufgebaute Vertrauen wie auch die Option, eigene Ängste anzusprechen, sollen dafür sorgen, dass zu Pflegende Vorgänge im ihnen unbekannten Setting Krankenhaus nachvollziehen und die für sie besondere Situation bewältigen können.

8.1.2 Das Gestalten des Unterrichts als *Aufzeigen von Bezügen zwischen theoretischen Inhalten und praktischem Handeln*

Prägnante Bezugspunkte für das Planen und Gestalten von Unterricht sind für Maja Müller das Schulcurriculum ebenso wie die in ihm enthaltene berufliche Handlungssituation für das jeweilige Lernfeld bzw. die jeweilige Lernsituation (I-01, A. 18). Die berufliche Handlungssituation markiert den Startpunkt für das Gestalten der Lernsituation und den „wichtigsten Part" (I-01, A. 18), um für das zu behandelnde Thema und seine Facetten zu sensibilisieren. Als bestimmend für die weiteren Ausführungen Frau Müllers zeigt sich folgende Textstelle:

> „ Also, es gibt ja trotz alledem auch im Lehrplan verschiedene Inhalte, die doch sehr theoretisch sind. Also, wo es einem schon schwerfällt, jetzt das total praktisch im Unterricht jetzt oder handlungsorientiert umzusetzen. Da kann man eben nur immer wieder die Bezüge herstellen immer zum Krankenhaus oder zum Pflegeheim, wo das relevant ist, an welcher Situation das gebraucht werden könnte. Ähm, ja, weil, also, da kann man jetzt nicht so klassisch sagen, so wir üben das jetzt auch mal, machen das jetzt mal praktisch oder so in der Schule, versuchen das mal dort, ähm, naja, mal live durchzuführen. Sondern solche Theorieaspekte sind eben trotz alledem ja mit da. Und dann muss man eben immer wieder schauen, okay, ja, wie hole ich die Schüler ab und wie zeige ich denen, dass das wichtig ist für den späteres berufliches Handeln und ähm, genau." (I-01, A. 18)

Es zeigt sich, dass Frau Müller ihr weiteres Vorgehen mit der „Theorielastigkeit" des Themas begründet. Gleichzeitig dokumentiert sich eine Spannung: Theorielastige Inhalte sind eine Herausforderung für den handlungsorientierten Unterricht, aber auch durch den Lehrplan vorgegeben und somit in den Unterricht einzubringen. Um bei diesen dennoch eine Annäherung an die Berufspraxis zu ermöglichen, setzt Maja Müller das Herstellen von „Bezügen" (I-01, A.18) ein. Über diese soll den Lernenden aufgezeigt werden, „wo das [Thema] relevant ist, an welcher Situation das gebraucht werden könnte." (I-01, A. 18) Neben unterschiedlichen Settings (I-01, A. 20) sind Situationen oder auch Teamkonstellationen (I-01, A. 25) weitere Ansatzpunkte für das Aufzeigen möglicher Bezüge. Um die Lernenden „abzuholen" (I-01, A. 18) und Bezüge zu verdeutlichen, nutzt Frau Müller verschiedene Strategien.

Zentral ist für sie zunächst das Einbringen von Erfahrungen. Frau Müller begründet deren Einbezug in den Unterricht mit den Erfahrungen, die die Lernenden während der Praxiseinsätze sammeln (I-01, A. 18). Dabei werden zwei verschiedene Grundannahmen deutlich: Zum einen, dass die Auszubildenden in der Praxis Erfahrungen sammeln, auf die sich theoretische Inhalte beziehen können. Zum anderen, dass die gemachten Erfahrungen unterschiedlich sein können und so eine breite theoretische Bezugnahme und gegenseitigen Austausch ermöglichen. Dieser Umstand verweist möglicherweise auf den Einbezug von Erfahrungswissen und wird von Frau Müller als positiv für das Gestalten des Unterrichts bewertet.

Das allgemein gehaltene Prinzip „die Schüler fragen, was sie selber so für Erfahrungen vielleicht in so einer Situation schon gemacht haben" (I-01, A. 18) erweitert Frau Müller in Absatz 25 um konkretere Beispiele. So ermöglichen bspw. Notfälle auch im Theorieunterricht ein gutes Abholen der Lernenden und ein leichteres Herstellen von Bezügen zwischen den Inhalten und der Berufspraxis:

> „Wie gesagt, wenn sie selber schon Erfahrungen gesammelt haben, ne. Dann ist es immer, dann, dann fällt es einem auch überhaupt nicht schwer, weil die dann sofort von sich aus Erfahrungen austauschen und dann sofort das auch / Die Parallelen herstellen können." (I-01, A. 25)

Gleichzeitig schildert sie am Beispiel eher abstrakt bewerteter Themen wie Pflegeprozess (I-01, A. 20) oder „Konfliktlösung" (I-01, A. 25) Momente, in denen Lernende nur schwer Bezüge erkennen und eine Relevanz für ihr berufliches Handeln herstellen konnten, in diesem Moment also erschwerend für den Unterricht wirkten. In diesen Darstellungen kann ein eher negativer Horizont ausgemacht werden.

Als Möglichkeit, den Auszubildenden das Herstellen von Bezügen zu erleichtern, variiert Frau Müller die methodische Gestaltung des Unterrichts (I-01, A. 18). So geht sie als Lehrerin anfangs stärker steuernd vor,

> „wo es bestimmt auch mal eher dann bisschen frontaler ist und wo man dann vielleicht eher mal was mit PowerPoint und Co macht oder so." (I-01, A. 18)

Das Verwenden frontalerer und damit von Frau Müller möglicherweise als weniger handlungsorientiert bewerteter Unterrichtsabschnitte begründet sie mit dem Herstellen eines grundlegenden Verständnisses für einen Lerngegenstand. Dieses wiederum dient als Grundlage für das Erkennen der Relevanz für das berufliche Handeln, dem Herstellen- Können von Bezügen und dem späteren praktischen Anwenden des Inhalts (I-01, A. 18). Als Ziel formuliert Frau Müller auch bei diesem Vorgehen, dass sie als Lehrerin

„zum Schluss noch was Kreatives machen kann, wo sie dann wieder selber vielleicht für sich erkennen, warum das jetzt fürs berufliche Handeln wichtig ist, ne." (I-01, A. 18)

Hierin könnte sich das Verwenden eines eher deduktiven Unterrichtsverlaufs andeuten, der vom Regelwissen hin zur Anwendung auf einen konkreten Sachverhalt, also z.B. eine Handlungssituation, zielt. Das deduktive Vorgehen Frau Müllers über das Herstellen einer Verständnisgrundlage kann als ein mögliches Enaktierungspotenzial[4] eingeordnet werden. Mithilfe dessen könnte wieder der von Frau Müller als positiver Horizont beschriebene theoretische Unterricht möglich werden, in dem Schüler: innen Bezüge zur Berufspraxis herstellen können.

8.1.3 Der Einbezug des Pflegeprozesses als *schleichendes Einbinden*

Frau Müller antwortet auf die Frage nach der Art und Weise, wie sie den Pflegeprozesses in den Unterricht einbindet, zunächst auf einer allgemeinen, curricularen Ebene und verweist auf den Pflegeprozess als einen wesentlichen Orientierungspunkt des Schulcurriculums (I-01, A. 40). Hierin zeigen sich Parallelen zu den Aussagen Frau Müllers zur Gestaltung des Unterrichts (I-01, A. 18). Neu ist hingegen der Verweis auf die Vorgaben des Rahmenlehrplans und damit implizit auf die Erfordernisse des PflBG. Er ist bedeutsam, weil Frau Müller den wiederholten Einsatz des Pflegeprozesses in ihrem Unterricht mit den Anforderungen der Abschlussprüfungen begründet und so auf eine direkte Relevanz für die Lernenden verweist (I-01, A. 40):

---

[4] Als Enaktierungspotenzial wird die Umsetzungsmöglichkeit der positiven bzw. negativen Horizonte verstanden (Przyborski & Wohlrab- Sahr 2014, 296).

„Dass man dann versucht eben wieder einzelne Schritte davon mit zu verwenden, weil ja mit großer Sicherheit auch der Pflegeprozess in irgendeiner Form für die Prüfungen relevant sein wird, ne." (I-01, A. 40)

Um die Lernenden zum Bewältigen der Prüfungen zu befähigen, nutzt Frau Müller das wiederholte Aufzeigen von Bezügen zum Pflegeprozess: So thematisiert sie die Schritte des Pflegeprozesses wiederholend durch Verweise bzw. Übungen und ordnet Themen des Unterrichts den einzelnen Schritten zu (I-01, A. 40). Weiterhin setzt sie die berufliche Handlungssituation des Lernfeldes gemeinsam mit den Lernenden in Bezug zu Schritten des Pflegeprozesses, um die Schüler: innen für die Anwendung des Pflegeprozesses zu befähigen (I-01, A. 40). Hierin können sich Parallelen zum unter 8.1.2. beschriebenen didaktischen Verständnis zeigen: Das Aufzeigen von Bezügen zur Praxis konnte dort als eine Orientierung Frau Müllers zur Unterrichtsgestaltung v.a. bei als theorielastig bewerteten Inhalten herausgearbeitet werden, der Pflegeprozess wurde von ihr in A. 20 als ein solcher theorielastiger Inhalt charakterisiert. Gleichzeitig verweisen ihre Beschreibungen auf eine eher steuernde Rolle, die sie als Lehrperson innerhalb des Unterrichts einnimmt – eine weitere, bereits unter 8.1.2. beschriebene Strategie.

Auffällig ist zudem der anwendungsbezogene Fokus Frau Müllers auf einzelne Schritte des Pflegeprozesses. Die Verwendung als direkten Lerninhalt, also „die Theorie zum Pflegeprozess" (I-01, A. 40), verortet sie dagegen in den Einheiten anderer Kolleg: innen, entsprechend dem Schulcurriculum.

Konkrete Verwendungsweisen des Pflegeprozesses im Unterricht finden sich in den Absätzen 42 und 46. So beschreibt Frau Müller einen unterrichtlichen Fokus auf die Schritte Planen, Durchführen und Evaluieren (I-01, A. 42). Der Fokus auf die genannten Schritte wird erneut über die Vorgaben des Schulcurriculums und die ihr zugeordneten Themen begründet. Weiterhin bearbeitet sie das Thema allgemein- beschreibend innerhalb eines methodischen Fokus und stellt als Verwendungsweise das „schleichende" Vorgehen heraus. Hierbei thematisiert Frau Müller den Pflegeprozess nicht direkt, sondern lenkt über Aufgabenstellungen den Fokus der Lernenden (I-01, A. 46). Eine Passage verdeutlicht Frau Müllers Vorgehensweise im Unterricht eher detailliert:

„Sondern ich sag: 'So hier, das ist die Aufgabenstellung. Suchen Sie mal die Ressourcen raus hier aus dem Fallbeispiel' oder so. Dann bleibt man erst mal über. Dann machen wir erst mal wieder bisschen was zu dem Thema und so. Und dann mach ich den nächsten Schritt: 'So, jetzt gucken wir nochmal zurück, ne. Zu dem, was man am Anfang gemacht haben. Was könnten wir denn da für Ziele uns herleiten. ' Und so. Und, also ich finde, so geht das meistens irgendwie bisschen besser, als wenn ich jetzt wirklich sag: 'So, wir machen jetzt eine reine Doppelstunde. Wir wollen ja / Hier ist die berufliche Handlungssituation und wir wollen jetzt den kompletten Pflegeprozess hier daran durchexerzieren.'" (I-01, A. 46)

Auffällig ist neben dem erneuten Aufzeigen von Bezügen, in dem Fall zur Handlungssituation, dass Frau Müller fragmentiert vorgeht, also Anwendung des Pflegeprozesses und andere thematische Aspekte abwechselnd in den Unterricht einbringt. Dabei legt die Betonung auf die Schritte und deren Zuordnung gemeinsam mit weiteren Textstellen nahe, dass Frau Müller den Pflegeprozess eher als einen Problemlöseprozess auffasst und im Unterricht so thematisiert.

Gleichzeitig wird als ein negativer Horizont eine Verwendungsweise des Pflegeprozesses ersichtlich, die sich als ein kontinuierliches Thematisieren der kompletten Schritte innerhalb einer Unterrichtseinheit zeigt. Sich davon abgrenzend begründet Frau Müller ihr „schleichendes" Vorgehen mit der Reaktion und Motivation der Lernenden. Bei einem direkten Thematisieren und kontinuierlicher Bearbeitung einer Handlungssituation identifizierten die Lernenden den Inhalt sofort als theorielastig und resignieren (I-01, A. 46, auch A. 20). Es zeigt sich eine Spannung: Frau Müller bewertet schließlich das Anwenden- Können des Pflegeprozesses als wesentlich für das Bestehen der Prüfungen, d.h. als maximal relevant für die Lernenden (I-01, A. 40) und somit als Ziel ihres Unterrichts. Hierin kann sich ggf. ein positiver Horizont zeigen. Indem Frau Müller Strategien beschreibt, um ihre Vorgehensweise an die wahrgenommene Motivation bzw. die Bedarfe der Schüler: innen anzupassen, beschreibt sie Möglichkeiten der Enaktierung, um sich dem Unterrichtsziel bzw. positiven Horizont anzunähern.

8.2 Johannes Meier (I-02)

Johannes Meier ist ausgebildeter Gesundheits- und Kinderkrankenpfleger und verfügt über vier Jahre berufspraktische Erfahrung. Auch er hat ein weiterführendes, pflegedidaktisch orientiertes Studium an einer Universität absolviert. Zum Zeitpunkt des Interviews arbeitet Herr Meier seit neun Monaten als Lehrer für Pflegeberufe.

8.2.1 Pflege als das *Erkennen und Erfüllen der Bedürfnisse zu Pflegender*

Auf den Eingangsimpuls der Interviewerin, was für ihn persönlich Pflege ausmacht, antwortet Herr Meier mit einer mehrschrittig aufgebauten Definition im Modus der Beschreibung:

> „Ähm, (..) Pflege ist eigentlich für mich, (..) ähm, ursprünglich HELFEN. Wenn ich es jetzt mal ganz simpel ausdrücken würde. Also, ich versuche, jemandem zu helfen, der nicht selber in der Lage ist, sich selbst zu versorgen. (..) Und Pflege ist im Prinzip (seufzt), ja, (.) wenn man es jetzt im Gegenwartsbezug sieht, schon ein Beruf, den man ja auch erlernt, wo (..) man versucht, auf (.) bestmöglicher Art und Weise dem Patienten Hilfestellung zu leisten, indem man eben die neuesten Erkenntnisse aus Medizin und Pflege miteinander vereint. Und Pflege ist auch immer (..), ähm, Beziehung. Ähm, das heißt, man kann eigentlich nicht pflegen ohne Beziehung zum Patienten." (I-02, A. 2).

Es wird ersichtlich, dass Herr Meier Pflege zunächst als eine unterstützende, fürsorgende und ggf. kompensierende Tätigkeit definiert. Für ihn ist professionelle Pflege im Vergleich zur grundsätzlichen Form durch das Einbeziehen der „neuesten Erkenntnisse aus Medizin und Pflege" (I-02, A. 2) in ihr Helfen gekennzeichnet.

Auch eine für ihn typische pflegerische Aufgabe beschreibt Herr Meier anhand zweier Schritte: Nach dem Erkennen erfolgt das „bestmögliche" Erfüllen der Bedürfnisse zu Pflegender (I-02, A. 6). Das Betonen des „bestmöglichen" Erfüllens verweist auf die möglichen Rahmenbedingungen, unter denen gepflegt wird. Das Nutzen dieses Einschubs lässt vermuten, dass Herr Meier die Vorstellungen professioneller Pflege, die er beschreibt, eher als Ideal versteht und in der Berufspraxis das Aushandeln verschiedener Ansprüche als notwendig erachtet: „Und dass man da, ja, irgendwie zusammen zu einem Konsens kommt" (I-02, A. 10).

Weiterhin wird deutlich, dass Herr Meier den Pflegenden eine Verantwortung für das Erkennen der Bedürfnisse der zu Pflegenden zuweist:

> „[…] dann muss man erstmal genau beobachten: Okay, wie gehts ihm denn gerade? Wie ist sein Allgemeinzustand. Hat er irgendwelche Probleme, Beschwerden, Schmerzen? […]. Dass man ähm, versucht, auch den Patienten so in seinen (.) Ängsten so wahrzunehmen, dass man da vielleicht nochmal ein bisschen beruhigend darauf eingehen kann. Und nochmal mit, mit ihm da das Gespräch sucht (I-02, A. 8)".

8.2 Johannes Meier (I-02)

Auffällig an der Beschreibung ist, dass Herr Meier den Pflegenden eine starke Position zuweist: *Sie* beobachten die zu Pflegenden hinsichtlich ihres Zustands, *sie* nehmen Anzeichen für Sorgen bzw. Ängste wahr, wissen diese einzuordnen und reagieren. Dennoch scheint es Herr Meier schwerzufallen, genau zu benennen, wie bspw. Probleme oder auch Ängste durch die Pflegenden wahrgenommen werden. Hierin könnte ein Verweis auf einen möglichen impliziten Wissensbestand von (pädiatrischer) Pflege liegen. Der starke Fokus auf das Erfassen könnte auf den beruflichen Hintergrund Herr Meiers zurückzuführen sein: Pflegende in der Pädiatrie könnten sich ggf. stärker auf eigene Wahrnehmungen und weniger auf verbale Äußerungen der zu Pflegenden verlassen, wenn sie mit Kindern arbeiten, die sich verbal noch nicht differenziert genug äußern können.

Dennoch benennt Herr Meier die Beziehung zwischen Pflegenden und zu Pflegenden als Merkmal und gleichzeitig *die* Voraussetzung für Pflege (I-02, A. 2). Während in der obigen Passage nicht weiter ausgeführt wird, wie diese Beziehung beschaffen ist bzw. gestaltet wird, ermöglichen Auszüge der Passagen in A. 8 und 16 einen Rückschluss auf Herrn Meiers Beziehungsverständnis. Verdeutlicht werden soll dies erneut durch ein Zitat:

„[…] Pflege ist komplex, keine Frage. Ähm, (..) und wenn man halt eben lernt, sich so ein bisschen in die Rolle des Patienten hineinzuversetzen oder vorurteilsfrei dort reinzugehen und vielleicht erstmal zu erfassen, okay, wie geht es dem denn überhaupt. Was hat der eigentlich für individuelle Probleme. Dann, ähm, kommt man da eher zu einem Zugang." (I-02, A. 16)

Hier zeigt sich erneut die starke Rolle der Pflegenden: Sie müssen den Zustand der zu Pflegenden zunächst erfassen, sich aber auch auf deren individuelle Perspektive einlassen können. Als Voraussetzung für das Wahrnehmen der Situationen der zu Pflegenden beschreibt Herr Meier zusätzlich das Vermögen zu Empathie, Perspektivennachvollzug und das Einlassen- können auf die individuelle Situation (I-02, A. 16). Dies ermöglicht Herr Meier zufolge einen „Zugang" (I-02, A. 16) zu den Patient: innen. Hieraus könnte geschlussfolgert werden, dass der Beginn einer Pflegebeziehung für ihn durch die Pflegenden initiiert wird. Die Beziehung selbst scheint ebenfalls durch die starke Stellung der Pflegenden geprägt zu werden: Indem die Pflegenden als professionell Helfende etwas wahrnehmen und darauf reagieren, sind sie der aktiver agierende Teil. Darin ähneln seine Ausführungen denen Frau Müllers. Gleichzeitig scheint Johannes Meier Pflegesituationen ähnlich wie Maja Müller als individuelle Situationen wahrzunehmen, auf die es sich einzulassen gilt. Die Sensibilität für die individuelle Situation der Patient: innen könnte von Herrn Meier somit als ein Korrektiv für die pflegedominante Sicht auf Situationswahrnehmungen empfunden werden. Diese Sicht wird von ihm jedoch nicht weiter ausgeführt.

8.2.2 Das Gestalten des Unterrichts als *Vermitteln von hard facts bzw. hard skills*

Als Reaktion auf die exmanente Frage der Interviewerin antwortet Herr Meier als Erstes im Modus der Argumentation. In dieser überlegt er, inwiefern handlungsorientierter Unterricht immer sinnvoll ist:

> „[…] Beziehungsweise, ähm, (..) würde ich jetzt mal so ein bisschen ketzerisch sagen, es muss mir nicht handlungsorientiert sein. Ähm, beziehungsweise, die Schüler wollen nicht immer handlungsorientiert Unterricht haben. Also das ist das, was ich jetzt zumindest so wahrgenommen hab in der Zeit, wo ich arbeite. Dass die Schüler, oder die Klassen, so ein bisschen gesättigt sind mit diesem, ähm, (..) STARKEN Fokus auf Erleben, Emotionen von Patienten. Und sie eher dankbar darüber sind, einfach nur *hard facts* auch mal, ähm, zu bekommen. Und sie auch selber so ein bisschen reflektieren, in der Praxis, dass sie sich so ein bisschen überfordert fühlen, wenn sie dann am Patientenbett sind. […]" (I-02, A. 16)

Ersichtlich wird, dass Herr Meier handlungsorientierten Unterricht in enger Verbindung mit pflegedidaktischer Fallbearbeitung sieht (hierzu auch I-02, A. 38). Erklärt werden könnte das durch die Neustrukturierung des Rahmenlehrplans, mit der eine erneute Stärkung des Situationsprinzips und des Handlungsmusters Erleben/ Deuten/ Verarbeiten in Zusammenhang steht und die somit für den Unterricht relevant wird. Gleichzeitig entwirft Herr Meier zunächst einen negativen Gegenhorizont für seine Vorstellung gelungenen Unterrichts: Dazu zählt ein Unterricht, der das Erleben einer Situation und die damit verbundenen Emotionen stark betont (I-02, A. 16). Nach seinem Empfinden sind die Lernenden dieses Zugangs überdrüssig und favorisieren das Thematisieren von *„hard facts"* (I-02, A. 16). Als Grund dafür führt Herr Meier die von den Schüler: innen berichtete Überforderung im beruflichen Alltag an (I-02, A. 16). Ein Unterricht, der es Lernenden ermöglicht, ihre Unsicherheit über das Vermitteln von Handlungsgrundlagen abzubauen, könnte im Umkehrschluss als ein positiver Horizont für das Unterrichtsverständnis angenommen werden (hierzu auch I-02, A. 20 und 38).

Daher orientiert sich Herr Meier beim Gestalten zunächst nicht, wie an der Schule üblich, an der beruflichen Handlungssituation, sondern an physiologischen bzw. pathophysiologischen Grundlagen (I-02, A.16). Diese sowie die Begründung

8.2 Johannes Meier (I-02)

für sein Vorgehen führt er in A. 20 in einem Beispiel zum Unterrichtsthema Epilepsie weiter aus:

> „[…] Also wichtig ist für mich, dass sie erstmal verstehen / Oder dass sie erstmal ein paar Grundlagen, ähm, haben, was jetzt, zum Beispiel, eine spezielle Erkrankung angeht. […] Und ähm, dass man dann im Prinzip aus diesen, aus dieser Beschreibung dann Pflegeschwerpunkte ableitet. Ähm, wo dann erkennbar wird, okay, was ist denn jetzt relevant für mich als Pflegefachkraft. […]."

Hieran kann in Verbindung mit weiteren Textstellen (I-02, A. 16) abgeleitet werden, dass Herr Meier im methodischen Gang zunächst das Vermitteln von empirisch- systematischem Wissen, in diesem Fall aus der Bezugsdisziplin Medizin, fokussiert und nach dem Legen einer Verständnisgrundlage zum Anwenden dieses Wissens auf die Handlungssituation überleitet. Das konkretisiert er erneut am Beispiel Epilepsie: Nach dem Besprechen der Erkrankung schauen die Lernenden hierzu Beispiel- Videos, in denen Krampfanfälle gezeigt werden (I-02, A. 20). Wesentlich für das Anwenden sind im von Herrn Meier beschriebenen Beispiel die Beobachtungsschwerpunkte bei einem Krampfanfall (I-02, A.20). Als weitere Beispiele für „*hard skills*" (I-02, A. 20), die er im Unterricht thematisiert, nennt Herr Meier pflegerische Verhaltensweisen bei Komplikationen sowie den Eigen- und Fremdschutz in der Situation des Krampfanfalls (I-02, A. 20). Hier zeigt sich eine Verbindung zum unter 8.2.1. beschriebenen Pflegeverständnis Herr Meiers: Die Pflegekraft beobachtet etwas, reagiert und gibt Informationen in enger Absprache an die Mediziner: innen weiter. Auffällig ist zudem der Fokus auf die Symptomatik als Beobachtungsschwerpunkte, der sich durch das Nutzen der Pathophysiologie als Ausgangspunkt des Unterrichtsaufbaus erklären lassen könnte.

Zudem beschreibt Herr Meier das Einbeziehen sowohl eigener berufspraktischer (I-02, A. 20 und 34) wie auch Schüler: innen- Erfahrungen als ein Gestaltungsmittel (I-02, A. 20). Eigene berufspraktische Erfahrungen in Form von „Anekdote[n]" (I-02, A, 34) bezieht Herr Meier dann in den Unterricht ein, wenn er die Relevanz bestimmter Inhalte für die Berufspraxis verdeutlichen möchte (I-02, A. 34). Weiterhin thematisiert er von Lernenden gemachte Beobachtungen wie auch das Erleben der Situation mittels des Unterrichtsgesprächs (A. 34), um „wieder so ein bisschen in diese Erlebensschiene" (I-02, A. 20) zu gelangen. Auffällig ist, wie Herr Meier seine eigenen Erfahrungen und die der Schüler: innen in Bezug setzt: Zentral ist das Moment der Überforderung zu Beginn, aber auch das Lernen, dass mit Ereignissen wie einem Krampfanfall professionell umgegangen werden, d.h. in der Situation reagiert werden kann (I-02, A. 20).

> „[...] Und ähm, (.) wo ich dann immer sage: 'Ja, das ging mir auch so, als ich das das erste Mal gesehen habe auf Station (lacht). Aber man gewöhnt sich auch irgendwann daran. Und dann weiß man auch, was in der Situation zu tun ist.' Aber dieses Überfordert- Sein gehört eben am Anfang auch mit dazu." (I-02, A. 20)

Anhand der Beschreibung des Dialogs zwischen ihm und den Lernenden könnte geschlussfolgert werden, dass Herr Meier das Ausprägen von *hard skills* als einen Prozess begreift, in dem Überforderung bzw. Unsicherheit erst schrittweise abgebaut werden können. Die Begründungsfigur für die Relevanz von Inhalten in der Berufspraxis durch die eigene Erfahrung: „'Ah, okay, also bei dem war das auch wichtig, als der gearbeitet hat auf Station.'" (I-02, A. 34) sowie das Beschreiben der Schüler: innen- Reaktionen auf die berichteten Anekdoten (I-02, A. 34) könnten einen Hinweis darauf geben, dass Herr Meier sich im Unterricht auf das eigene Erfahrungswissen als Pflegekraft bezieht und dieses von den Lernenden als relevante Begründung anerkannt wird.

8.2.3 Der Einbezug des Pflegeprozesses als *intuitives Berücksichtigen einzelner Schritte*

Auf die exmanente Frage der Interviewerin, ob er den Pflegeprozess zum Strukturieren des Unterrichts nutzt, antwortet Herr Meier zunächst im Modus der Beschreibung:

> „(seufzt) (...) Nein. (KK und JM lachen) Also, bis jetzt nicht, nein. Ich hab das nur einmal ähm, nehmen müssen. Wo es um das Thema ähm, (..) eine Pflegeplanung ging. Ähm, dort habe ich den Pflegeprozess noch einmal richtig aufgezeigt, auseinandergenommen. Damit das für die klar ist, warum machen wir das. Ähm, das ist dann auch klar. Aber im Unterricht (seufzt), (.) würd ich sagen, mach ich es eher intuitiv, aber nicht so stringent, dass ich das jetzt so, mich da dran halte. Das heißt meistens versuche ich, ähm, (.) wenn dann, ähm, diese, ja, Beschreibung zum Beispiel von der Erkrankung. Wenn das fertig ist, dann versuche ich zu, erstmal aufzuzeigen: Okay, was sind denn die Probleme. Also was könnten denn mögliche Probleme sein. Und dann, wenn man von diesen Problemen ausgegangen ist, was dann mögliche Ziele wären für die man, ähm, was tun müsste. Und dann konkret Maßnahmen, die die dann ja brauchen. Aber dass man das dann nochmal so in diesem ganzen Prozess darstellt oder dann am Ende sagt: 'So, denn müssen Sie das aber nochmal evaluieren.' Und dann geht das wieder von vorne los- Nein. (lacht)" (I-02, A. 23)

8.2 Johannes Meier (I-02)

Zu erkennen ist, dass Herr Meier den Einbezug des Pflegeprozesses auf einer eher methodischen Ebene bearbeitet. So differenziert er die Verwendung des Pflegeprozesses: Der Pflegeprozess kann zum einen selbst als Unterrichtsinhalt dienen. Über den theoretischen Input soll eine Verständnisgrundlage gelegt werden, mithilfe derer die Lernenden den Pflegeprozess in Form der Pflegeplanung anwenden (I-02, A. 23). Anzunehmen ist, dass es sich hierbei um die „Theorie" zum Pflegeprozess handelt, die auch Maja Müller als Unterrichtsthema beschreibt (I-01, A. 40). Davon grenzt Herr Meier die in der Interviewfrage vorgebrachte Proposition des Pflegeprozesses als eine Strukturierungshilfe für den methodischen Gang des Unterrichts ab (I-02, A. 23) und negiert diese für sein eigenes Vorgehen, sondern spricht von einem eher intuitiven, nicht konsequenten Einbezug (I-02, A. 23). Ebenso erachtet er ein bewusstes Einordnen von erfolgten Unterrichtsschritten in den Pflegeprozess als wenig hilfreich für den Unterrichtsverlauf, wie er auch in einer weiteren Passage ausführt:

> „[...] Ähm, das würde die, glaube ich, nicht nur irgendwie immer aus dem (.) Kontext ziehen, sondern das würde einfach demotivierend sein. Wenn ich die da jedes Mal immer auf diesen Pflegeprozess ähm, ja, da anstupsen würde [...]." (I-02, A. 32)

Als der erwähnte Kontext ist hierbei die Ausrichtung des Unterrichtsgangs am empirisch- medizinischen Wissen zu vermuten, die Herr Meier bereits in A. 23 anspricht. Als weiteres Begründungsmotiv für das indirekte Thematisieren des Pflegeprozesses nutzt er die Motivation der Schüler: innen: Indem er das unbeliebte Thema nicht konkret anspricht, möchte Herr Meier abwehrende Reaktionen reduzieren (I-02, A. 32).

Als intuitiv in seinen Unterricht einbezogene Schritte nennt Herr Meier das Erfassen der Probleme, das Formulieren von Zielen sowie das Planen von Maßnahmen (I-02, A. 23).

Weiterhin beschreibt er, wie er die genannten Schritte im Kontext des Schreibens von Pflegeplanungen einsetzt. Hierzu finden sich in Absatz 26 weitere Konkretisierungen:

> „[...] Wir haben im Prinzip den, in der Klasse die Pflegeprobleme erstmal ausarbeiten lassen. Haben wir die alle zusammengetragen. Und dann haben wir gemeinsam die Ziele formuliert und die Maßnahmen. Einfach mal, um auch dieses- Dieser Formulierungsprozess an sich fällt denen auch schon ziemlich schwer. Und da haben die dann am Ende auch Feedback gegeben, haben gemeint, dass sie das sehr wertvoll fanden [...]." (A. 26)

Herr Meier begründet das beschriebene Vorgehen beim Erarbeiten mit dem Ziel, das Verfassen der Pflegeplanung für die Lernenden handhabbarer zu machen (I-02, A. 26). Als Herausforderungen für die Schüler: innen nennt er konkret Komplexität und Abstraktionsgrad (I-02, A. 30). Auch hieran lassen sich Parallelen zu seinem bereits beschriebenen Lehrverständnis zeigen: Er als Lehrer möchte die Lernenden dabei unterstützen, Unsicherheit zu reduzieren, indem er ihnen zunächst ein arbeitsteiliges, gemeinsames Erarbeiten mit verstärkter Rückmeldung anbietet.

Das Anwenden des Pflegeprozesses in Form von Pflegeplanungen im Unterricht begründet Herr Meier mit dem Anspruch an professionell Pflegende, also mit der späteren berufspraktischen Relevanz des Geübten (I-02, A. 32): Über die Schrittfolge von Problemerfassung, Zielformulierung, Ausführen von Maßnahmen und Evaluation beschreibt Herr Meier Pflege als ein systematisches, planvolles und begründungspflichtiges Handeln. Der Pflegeprozess erscheint in diesem Zusammenhang als das handlungsstrukturierende Element. Dies könnte auf ein vorrangiges Verständnis des Pflegeprozesses als Problemlöseprozess hinweisen, welches auch im Unterricht so transportiert wird. Erkenntlich wird aber auch ein Bruch mit der beschriebenen Auffassung Herr Meiers, dass ein In-Bezug-setzen von einzelnen Unterrichtsabschnitten zum Pflegeprozess nicht zielführend für den Unterricht sei.

8.3 Katja Schulze (I-03)

Katja Schulze ist ausgebildete Altenpflegerin und verfügt über vier Jahre berufspraktischer Erfahrung. Weiterhin hat sie berufsbegleitend im Bereich Pflegepädagogik studiert, das Studium jedoch nicht abgeschlossen. Zum Zeitpunkt des Interviews arbeitet sie seit sechzehn Jahren als Lehrerin für Pflegeberufe.

8.3.1 Pflege als das *Anpassen von standardisierten Vorgaben an den Einzelfall*

Frau Schulze reagiert auf die Frage der Interviewerin, was für sie Pflege ausmacht, zunächst mit einer Gegenfrage: „Oh. Wieviel Zeit haben wir? (lacht)" (I-03, A. 2) Diese Aussage könnte darauf verweisen, dass Frau Schulze in Bezug auf die Frage viel bewegt bzw. mitteilen möchte. Tatsächlich beschreibt sie im Anschluss anhand zweier Beispiele, was für sie persönlich Pflege ausmacht (I-03, A. 4 und 5).

8.3 Katja Schulze (I-03)

Auffällig ist der Rahmen, in welchem sie die Frage bearbeitet: Im Vergleich zu Maja Müller und Johannes Meier zieht sie bereits in der Eingangsbeschreibung stets einen Vergleich ihres in den Beispielen beschriebenen Pflegeverständnisses zu von ihr im Unterricht bei Schüler: innen beobachteten Sichtweisen. Das könnte durch Frau Schulzes vergleichsweise lange Tätigkeit als Lehrerin erklärt werden und einen Hinweis darauf geben, dass sie sich weniger als Pflegekraft und stärker als Pflegelehrende versteht.

Konkretisiert werden soll Frau Schulzes Pflegeverständnis zunächst anhand eines Passagenauszugs aus Absatz 5 zum Beispiel *Essen eingeben*:

> „Also, mir fehlen dann manchmal diese weichen Sachen, was. Das macht für mich Pflege aus. Dass ich beim Essen eingeben eben nicht nur auf ein Trink(.)protokoll achte, wieviel Milliliter ich da jetzt reingekippt habe in, in die ältere Frau da, die mit 86 gerade so zu tun hat, dass sie auf ihre fünfhundert Milliliter kommt. Für die achthundert Milliliter eigentlich die absolute Obergrenze sind und eine Herausforderung. Da so dieses Zwischenmenschliche zu fühlen und zu sagen: 'Okay, normalerweise soll die zweieinhalb Liter am Tag trinken, aber. Für sie ist das Ziel, muss das Pflegeziel ein anderes sein." (I- 03, A. 5)

Pflege als ein Beachten weicher Sachen heißt für Frau Schulze, nicht auf standardisierte Maßnahmen und Ziele fixiert zu sein, sondern das Vermögen der zu Pflegenden, diese auch erreichen zu können, in das eigene pflegerische Handeln einzubeziehen. Unterstrichen wird dies durch Formulierungen, die sie in weiteren Textstellen nutzt. So charakterisiert sie Pflege weiterhin als „was Individuelles. Ähm, und was sehr Zwischenmenschliches." (I-03, A. 7). Zudem umfasst Pflege Aspekte wie Kommunikation und Berührung (I-03, A. 9). Im Vergleich zu Maja Müller und vor allem Johannes Meier erscheint Frau Schulzes Pflegedefinition einen stärker psychosozialen Fokus zu haben.

Um das Pflegehandeln tatsächlich an den individuellen Gegebenheiten der zu Pflegenden ausrichten zu können, sind Kenntnis und Gespür für deren individuelle Lage erforderlich, wie Frau Schulze weiterhin ausführt:

> „Also das so, ja, das ist Pflege. Für mich. (.) Das Verständnis zu haben für andere und zu gucken, wie ist die Biografie, warum ist der jetzt so." (I-03, A. 10).

Den Begriff „Biografie" (I-03, A. 10) scheint Frau Schulze als Überbegriff für das Beschreiben der Situation zu Pflegender zu nutzen: So wird ersichtlich, dass sie darunter Informationen versteht, die nicht ausschließlich über den gesundheitlichen Zustand, sondern ebenso über die soziale Situation und (nicht) vorhandene Beziehungen, Probleme abseits des Gesundheitlichen sowie eigene Prioritäten der zu Pflegenden Aufschluss geben (I-03, A. 10; I-03, A. 54). Vorausgesetzt wird damit allerdings ein Verhältnis zwischen Pflegenden und zu Pflegenden, das es ermöglicht, die genannten Aspekte überhaupt zu kennen, d.h. eine vertrauensvolle Beziehung, in der sich Patient: innen gegenüber Pflegekräften öffnen. Auf Grundlage des beschriebenen Verständnisses für die zu Pflegenden werden Pflegeziele formuliert und die damit verbundenen Maßnahmen gestaltet (I-03, A. 5; A. 49). Am folgenden Zitat wird Frau Schulzes Verständnis professioneller Pflege nochmals deutlicher:

> „[…] die Pflegekräfte, ähm, (..) (seufzt) haben die Verantwortung oder können auch, wenn es / Und das ist eigentlich meine, meine Lehrweise. Zu sagen, wenn es gut dokumentiert ist und wenn ich es nach- wenn ich es begründen kann, dann ist es auch okay, wenn ich dem weniger gebe. […]" (I-03, A. 41)

Pflegende sind in der Lage, die zu Pflegenden in ihrer individuellen Situation wahrzunehmen und diese in das Gestalten pflegerischer Tätigkeiten einzubeziehen. Gleichzeitig sind sie aufgrund ihrer Position gefordert, ihr, ggf. abweichendes, Handeln zu begründen und so für Dritte nachvollziehbar zu machen.

Als weitere Strategie, um Pflege tatsächlich individuell zu gestalten, beschreibt Frau Schulze das Ausbalancieren von Bedürfnissen und Ansprüchen, sowohl auf Seiten der Pflegenden wie auch der Patient: innen (I-03, A. 49 und A. 54). Ersichtlich wird dies an am folgenden Passagenauszug. Vorangehend entwirft Frau Schulze ein Beispiel für eine herausfordernde Situation: Eine demente zu Pflegende verweigert das Waschen (I-03, A. 49):

> „[…] Was machen wir jetzt? (.) Prügeln wir das jetzt durch, dass die sauber ist, damit die ab und zu mal gewaschen ist? Wir können die ja jetzt nicht vier Wochen ohne, ohne die zu waschen hier liegen lassen, ne. Weil das wird ja irgendwann auch, ähm, unangenehm und unhygienisch. Oder / Also, akzeptieren wir das, ihren Wunsch, dass sie sich nicht waschen will. Oder, ähm, setzen wir das jetzt irgendwie durch und baden sie oder duschen sie wenigstens einmal die Woche? Wenn ja, wie machen wir das? Möglichst gewaltfrei? Dürfen wir das überhaupt machen, auch wenn wir das jetzt vielleicht zu zweit machen und möglichst gewaltfrei. Ist / Es geht ja nicht ohne Gewalt, weil die will ja nicht. […]" (I-03, A. 49)

In das Ausbalancieren der Bedürfnisse einbezogen werden neben den Erfordernissen der Institution und den bereits formulierten Ansprüchen an professionelle Pflege auch ethische Komponenten der Entscheidungsfindung, wie sie sich im Spannungsverhältnis von Autonomie und Fürsorge sowie der aufgeworfenen Frage nach der Legitimität von Gewaltanwendung zeigen.

8.3 Katja Schulze (I-03)

Die beschriebenen Vorgehensweisen sind als ein positiver Horizont für Frau Schulzes Pflegeverständnis einzuordnen. Den negativen Gegenhorizont zur eben beschriebenen Vorgehensweise bildet das starre Anwenden standardisierter Vorgaben, der sich neben Absatz 5 in weiteren Passagen des Interviews finden lässt (I-03, A. 41, 49, 54). Einen weiteren Aspekt des negativen Horizonts stellt die Fixierung der Pflegenden auf „messbare" bzw. quantifizierbare Parameter, wie etwa einen erhöhten Blutdruck, als die vorrangige Ursache für die Probleme der zu Pflegenden und damit als Ansatzpunkt für Handlungen der Pflegenden dar (A. 41, 49, 53, 54). Das Enaktierungspotential zum Annähern an den positiven Horizont könnte das Verständnis für die zu Pflegenden und ihre Situation darstellen.

8.3.2 Das Gestalten des Unterrichts durch „praktisches Üben" und emotionale Bezüge

Auf die Frage der Interviewerin, wie sie handlungsorientierten Unterricht gestaltet, antwortet Frau Schulze als Erstes im Modus der Beschreibung:

> „Also, ich mach es so, dass ich, ähm, entweder ähm, ein Video, einen Zeitungsartikel oder irgendwas / Also jetzt an einem Beispiel, zum Beispiel *Essen reichen*, ne. Das hatten wir ja vorhin kurz. Dass ich da, ähm, versuche, irgendwie einen Artikel rauszufinden, der sozusagen das Theoriewissen abbildet. Und dann gucke ich / Also dann packe ich das zur Seite und dann übe ich ganz viel mit denen praktisch und guck halt, was bedeutet das jetzt für unseren Patient. [...]" (I-03, A. 18)

Frau Schulze erwähnt in ihrer Beschreibung eine Wissensgrundlage in Form eines „Theoriewissen[s]" (I-03, A. 18), welches als empirisch- systematische Wissensbestände aufgefasst werden kann. Die genutzten Medien bzw. Suchstrategien führt sie rudimentär aus. Ersichtlich wird jedoch, dass das „Theoriewissen" (I-03, A.18) nur als ein Einstieg dient, z.B. indem Frau Schulze die Formulierung „dann packe ich das zur Seite" (I-03, A. 18) nutzt[5].

Hier wird der Fokus auf das für Frau Schulze Wesentliche ihres Unterrichts gelenkt: praktisches Üben sowie das Anwenden des empirisch- systematischen Wissens auf den Einzelfall, also auf das für zu Pflegende in ihrer jeweiligen

---

[5] An anderer Stelle verweist sie allerdings auf das praktische Tun als den Ausgangspunkt ihres Unterrichts (I-03, A. 22) Ersichtlich wird jedoch aus beiden Beschreibungen (I-03, A. 18 und A. 22), dass für Frau Schulze das Anwenden von ihr als „Theoriewissen" bezeichneten empirisch- systematischen Wissens im Vordergrund steht.

Situation Erforderliche. Weiterhin zeigen sich Parallelen zu ihrem unter 8.3.1. ausgeführten Pflegeverständnis, zu dem Frau Schulze auch ihre Schüler: innen befähigen möchte (zusätzlich I-03, A. 6) Das kann als ein möglicher positiver Horizont Frau Schulzes in Bezug auf den Unterricht eingeordnet werden.

Frau Schulze präzisiert das in A. 18 beschriebene praktische Üben in verschiedenen weiteren Passagen. So nutzt sie kognitives Handeln als eine „praktische" Übungsmöglichkeit, wenn im Unterricht das „Theoriewissen" (I-03, A. 18) auf Fallbeispiele angewendet und somit konkretisiert wird. Das Einbringen von persönlichen Erfahrungen bzw. Erlebnissen der Lernenden, die dann im Unterricht bearbeitet werden, als eine weitere Option des Handelns in vorgestellten Situationen, wird von Frau Schulze jedoch favorisiert. Das begründet sie mit der Verbindung von emotionaler Bedeutung und Lernmotivation: „[...] also desto mehr emotionale Bindung man hat, desto besser lernen die [Schüler: innen] das." (I-03, A. 18). Der Bezug zur Lebenswelt wird von Frau Schulze als ein weiterer, eng mit der Lernmotivation der Lernenden verknüpfter Faktor für ihre Unterrichtsgestaltung angegeben (I-03, A. 20). Gleichzeitig betont sie, dass das Einbinden gerade privater Erlebnisse von Schüler: innen einen "schmaler Grat" (I-03, A. 85) zwischen der erforderlichen Nähe und Distanz darstellt.

Ein weiterer, von ihr anhand mehrerer Beispiele beschriebener, Aspekt des praktischen Übens ist das tatsächliche Tätig- Werden bzw. Erfahren der Lernenden (I-03, A. 19, 21, 23, 74). Hierbei handelt es sich um Übungen, die die Lernenden selbst durchführen, wie bspw. gegenseitiges Eingeben von Essen mit unterschiedlichen Löffelgrößen bzw. Konsistenzen des Essens (I-03, A. 23) Den Weg des Selbst- Erfahrens und des gewählten emotionalen Zugangs begründet Frau Schulze mit der Eindringlichkeit, die diese Methode ihrer Meinung nach im Vergleich zum bloßen Veranschaulichen bietet, wie folgt:

„[ ] Aber ich glaube, der, der das dort macht, der lernt natürlich / Der, der BEGREIFT ganz anders diese Sachen, als wenn ich das einfach nur mit einem Bild zeig." (I-03, A. 74)

Zielstellung ist der Übungen es, die Lernenden für die Perspektive der zu Pflegenden zu sensibilisieren und ihnen somit eine weitere Verständnisdimension zu eröffnen (I-03, A. 74). Darüber hinaus soll es der angebahnte Perspektivenwechsel in Kombination mit einer „emotionale[n] Auswertung" I-03, A. 23) ermöglichen, „Rückschlüsse zu ziehen für die eigenen Arb- für die eigene Arbeit" (I-03, A. 23). Die emotionale Auswertung bezieht sich auf das (unterschiedliche) Erleben der jeweiligen Situation (I-03, A. 23), wobei unklar bleibt, wie genau das

Erlebte im Unterricht reflektiert wird. Mit den Rückschlüssen könnte das Anpassen des eigenen Handelns an die Erfordernisse der Situation gemeint sein. Dies wird von Frau Schulze jedoch nicht weiter ausgeführt.

Ersichtlich wird, dass Frau Schulze den Aufbau von Erfahrungswissen und einen emotional gelabelten Zugang dazu neben dem empirisch- systematischen Wissen als wesentlich relevant für die spätere Berufsausübung der Lernenden sieht und diesem in ihrem Unterricht Raum zu geben versucht (I-03, A. 57): Interessant ist, dass sie ihre Form des „emotional verlaufenden" Unterrichts als einen möglichen negativen Gegenhorizont ihres Kollegiums im Hinblick auf Unterrichtsgestaltung beschreibt. Zusätzlich zeigt sich dieser negative Gegenhorizont ebenfalls bei Herrn Müller (hierzu Abschnitt 8.2.2.). Hier könnte sich ein von Frau Schulze empfundener Konflikt zwischen einem Verständnis von Unterrichtsgestaltung, die sich stark an die Medizin als Bezugsdisziplin anlehnt, und der eigenen Gestaltung des Unterrichts zeigen. Über das Ausdrücken ihres eigenen Verständnisses, dass es „beides" (I-03, A. 57) braucht, um Schüler: innen auszubilden, zeigt Frau Schulze erneut Parallelen zum eigenen Pflegeverständnis auf: Ein ausschließlich fachlich orientiertes, empirisch- systematisches Wissen ermöglicht noch kein Anwenden auf den Einzelfall – für dieses ist ein weiterer Zugang erforderlich.

8.3.3 Der Einbezug des Pflegeprozesses als *bunt gemischtes Vorgehen*

Auf die Frage, ob Sie sich bei Unterrichtsplanung bzw. -durchführung am Pflegeprozess orientiert, antwortet Frau Schulze allgemein beschreibend:

> „Hm (nachdenkend). Also wir machen / Ich mach es immer so, ich mach / Also wir haben zu jeder Lernsituation ein Fallbeispiel. Und AN DEM Fallbeispiel gehen wir das mit Pflegeprozess durch. Also, das ist der Fall, welche Informationen ziehen Sie daraus? Und dann gehen wir das zusammen durch. Innerhalb des GANZEN Unterrichts, also wenn das jetzt 30 Stunden sind oder so, dann machen wir das nicht so, dass wir sagen: ‚Fünf Stunden machen wir jetzt mal Informationen, was finden wir da alles. Dann fünf Stunden das.' Sondern das ist bunt gemischt. Aber innerhalb des Falls üben die anhand des Falls den Pflegeprozess, hm (bejahend). Aber da, auch da tun die sich wirklich schwer." (I-03, A. 25)

Herausgearbeitet werden kann zunächst eine Differenzierung hinsichtlich der Verwendungsweise des Pflegeprozesses im Unterricht:

So wird der Pflegeprozess von Frau Schulze genutzt, um die zur Lernsituation gehörende Handlungssituation zu analysieren. Die Verwendung der Formulierung „Und dann gehen wir das zusammen durch." (I-03, A. 25) verweist auf ein Vorgehen, bei dem die Lernenden diese Analyse gemeinsam mit Frau Schulze leisten. Begründet wird das mit der Einschätzung, dass das Anwenden des Pflegeprozesses auf die Handlungssituation den Schüler: innen schwerfällt (I-03, A. 25). Zusätzlich wird in A. 28 deutlich, dass beim Analysieren der Situation auch die unterschiedlichen Perspektiven der Akteur: innen berücksichtigt werden. Als Herausforderung zeigt sich dabei, dass die Lernenden nur schwer eine Übersicht über den gesamten Prozess erlangen:

> „Die sind dann immer sehr fixiert entweder auf SICH oder auf die Patienten. ODER auf die Angehörigen. Aber das alles so zusammenzubringen ist eine Herausforderung." (A.33)

Es könnte geschlussfolgert werden, dass Frau Schulze bei der Analyse der Fallsituation den Pflegeprozess nicht nur als ein Instrument betrachtet, welches eine mögliche Handlungsstruktur vorgibt. Vielmehr verweisen ihre Ausführungen in den Absätzen 28 und 33 auf den Anspruch, eine Situation nicht nur hinsichtlich einer möglichen Handlungsschrittabfolge zu durchdringen, sondern auch Emotionen und Erleben der Akteur: innen wahrzunehmen und einzubeziehen. Dabei bildet der verstärkte Einbezug von Handlungssituationen aus Patient: innensicht in den Unterricht für Frau Schulze ein wesentliches Element. Besonders betont Frau Schulze, dass die Sicht der zu Pflegenden stärker in die Planung pflegerischen Handelns wie auch in den Unterricht selbst eingebunden werden muss (I-03, A. 38): Ersichtlich wird, dass Frau Schulze den Pflegeprozess nicht ausschließlich als Problemlöseprozess versteht, sondern seine Beziehungskomponente verstärkt einbeziehen möchte (hierzu auch I-03, A. 49 und 53). Darüber lassen sich erneut Bezüge zum persönlichen Pflegeverständnis sowie zum didaktischen Verständnis Frau Schulzes herstellen.

Als weitere Verwendungsweise brachte die Interviewerin in ihrer Frage das Nutzen des Pflegeprozesses als eine Strukturierungs- bzw. Planungshilfe für den methodischen Gang des Unterrichts ein. Diese Art der Verwendung verneint Frau Schulze für ihr persönliches Vorgehen, wenn sie davon berichtet, dass im Verlauf der Lernsituation die Schritte des Pflegeprozesses nicht aufeinander aufbauend, sondern eher „bunt gemischt" (I-03, A. 25) einbezogen werden. Auch in anderen Passagen finden sich keine Hinweise darauf, inwiefern Frau Schulze dieses „gemischte" Vorgehen konkret ausgestaltet bzw. bewusst Bezüge aufbaut.

Auffällig ist jedoch, dass Frau Schulze das Thema Pflegeprozess in weiteren Passagen im Vergleich zu Maja Müller und Johannes Meier weniger auf einer methodischen Ebene bearbeitet. Ein bestimmendes Motiv ist weiterhin der Unterschied zwischen den Idealansprüchen an pflegerisches Handeln, die teilweise auch in der Schule vermittelt werden, und dem tatsächlichen Handeln in der Berufspraxis[6]. Für sie zeigt sich ein Spannungsfeld, das den Unterricht und somit auch den Einbezug des Pflegeprozesses betrifft:

> „Selbst wenn man es ganz handlungsmäßig und ganz toll praktisch aufbaut, hat man immer das Problem, dass die Praxis dort, wo es praktisch gelehrt wird, wo der praktische Lernort sein soll für die Schüler, anders, ähm, oft anders läuft." (I-03, A. 55)

Aus weiteren Passagen (u.a. I-03, A. 48) geht jedoch hervor, dass Frau Schulze momentan nur wenige Möglichkeiten sieht, um diese Spannung zu mindern, also aus ihrer Sicht nur wenig Enaktierungspotentiale vorhanden sind, um Lernende nicht nur theoretisch, sondern auch praktisch zu einer patient: innenorientierten Pflege zu befähigen.

8.4 Reflexion der eingebrachten Dokumente

Im Folgenden wird auf die von den Interviewpartner: innen in das Gespräch eingebrachten Dokumente eingegangen, um deren Beitrag zur Identifikation der einzelnen Orientierungen aufzuzeigen. Hierbei konnten die Dokumente vor allem zur Erweiterung des Kontextwissens der Forscherin genutzt werden, welches sich wiederum auch im Interpretationsschritt der reflektierenden Interpretation niederschlug.

Im weiteren Verlauf werden nun die Dokumente kurz hinsichtlich ihres Aufbaus und Inhalts beschrieben, ehe Parallelen bzw. Brüche zu den jeweiligen Orientierungen der Befragten aufgezeigt werden.

Frau Müller reichte im Anschluss ein Dokument inklusive Erläuterungen nach. Hierbei handelt es sich um eine Sammlung an Arbeitsaufträgen zum Thema „Deeskalierendes Verhalten", welches Frau Müller im dritten Ausbildungsjahr der generalistischen Pflegeausbildung im Lernfeld 4 des sächsischen Rahmenlehrplans (SMK 2020, 51ff.) verwendet. Im Dokument selbst finden sich zunächst schlaglichtartig formulierte Beispielepisoden für „Gewaltvorfälle im Berufsalltag" (Dokument I-01, 1) Pflegender bzw. im Gesundheitswesen tätiger Personen.

---

[6] Zusätzlich führt Frau Schulze dies in Varianten auch in I-03, A. 50-52 sowie 55 aus.

Die Aufgabenstellungen fokussieren zunächst Erfahrungen, welche die Auszubildenden selbst bereits in gewalthaltigen Situationen gesammelt haben, sowie den Austausch im Plenum darüber. Mithilfe der Beispiele sowie der bereits erlebten sowie geteilten Erfahrungen wollte Frau Müller den Lernenden die Relevanz des Themas für das eigene berufliche Handeln verdeutlichen und deren Motivation zum Beschäftigen mit der Thematik steigern. In einem zweiten Teil konzentrieren sich die Aufgabenstellungen vornehmlich auf gewaltpräventive Aspekte, u.a. das Erarbeiten eines Übersichtsblattes zu deeskalierendem Verhalten mithilfe einer Handreichung der Deutschen Gesetzlichen Unfallversicherung. In Zusammenhang mit diesen Aufträgen beschreibt Frau Müller einen deutlichen Motivationsrückgang der Lernenden, den sie sich mit der durch die Lernenden empfundenen Theorienähe des Themas bzw. der geforderten Textarbeit in der Aufgabe erklärt. Gleichzeitig bringt sie in der Beschreibung zum Ausdruck, dass sie sich von den Lernenden positivere Rückmeldungen zu den Aufgaben gewünscht hätte, auch weil sie dem Thema „Deeskalierendes Verhalten" eine große Relevanz für die berufliche Tätigkeit beimisst (Dokument I-01, 4).

Im Dokument sowie in den Ausführungen Frau Müllers dazu zeigen sich v.a. Parallelen zum didaktischen Verständnis, das im Interview ausgeführt wurde. Zentral sind erneut das Aufzeigen von Bezügen zwischen den theoretischen Inhalten und dem berufspraktischen Handeln sowie den Erlebnissen der Schüler: innen, welches Frau Müller als eine Strategie im Unterricht benennt (I-01, A. 18; I-01, A. 25). Auch benennt Frau Müller eine bereits aus dem Interview bekannte Herausforderung erneut, die sich beim Einsatz des Arbeitsmaterials zeigte: das „Abblocken" der Lernenden, sobald sie einen Inhalt mit „Theorie" in Verbindung bringen (I-01, A. 20, I-01, A. 25).

Von Herrn Meier wurde ebenfalls eine Aufgabenstellung zur Verfügung gestellt. Hierbei handelt es sich um einen Arbeitsauftrag, der in Verbindung mit der Dokumentation „Josephine und das Gewitter im Kopf" (Schau in meine Welt! | Kinder: Josephine und das Gewitter im Kopf | ARD Mediathek, o. J.) im Lernfeld 7 des Rahmenlehrplans der generalistischen Pflegeausbildung (SMK 2020, 106ff.) zu bearbeiten ist (Dokument I-02). Die Dokumentation selbst begleitet ein an Epilepsie erkranktes Mädchen und seine Familie im Alltag mit der Erkrankung. Der Arbeitsauftrag besteht aus drei Teilaufgaben und soll die Schüler: innen beim Schreiben von Notizen zum Video unterstützen. Die Schwerpunkte der Aufgabenstellung liegen auf Anamnesedaten, Symptomen im Zusammenhang mit dem Krampfanfall sowie auf Verhaltensweisen der Protagonistin bzw. ihrer Familie im Umgang mit der Epilepsie im Alltag. In den Erläuterungen zum Dokument im Interview selbst sind zwei Aspekte besonders interessant. So beschreibt Herr Meier selbst seine Aufgabenstellung zunächst als „relativ oberflächlich gehalten"

8.4 Reflexion der eingebrachten Dokumente

(I-02, A. 16). Das kann zum einen an dem in allen Aufgaben verwendeten Operator „Nennen" (LASUB 2021, 11) festgemacht werden. Gleichzeitig könnte Herrn Meiers Aussage aber auch auf eine Oberflächlichkeit in Bezug auf das Anregen von Reflexionen hinweisen, da er weiterhin ausführt, dass er Emotionen und Erleben in den Arbeitsaufträgen nicht vordergründig thematisiert (I-02, A. 16). Hieran kann eine Parallele zu seinem didaktischen Verständnis aufgezeigt werden: Herr Meier benennt als Fokus und Orientierungsschema für seinen Unterricht zunächst die „hard facts" (I-02, A. 16 & A. 20) in Form von medizinnahen Wissensbeständen. Dies spiegelt sich auch im vorliegenden Dokument wider, wenn das Augenmerk in den Arbeitsaufträgen 1 und 2 auf den Anamnesedaten bzw. den Symptomen in Zusammenhang mit dem Krampfanfall liegt. Weiterhin zeigt sich in den Ausführungen zum Dokument in Verbindung mit Arbeitsauftrag 3, dass Herr Meier die Lernenden jedoch sehr wohl für die Perspektive an Epilepsie erkrankter Personen und ihres Umfelds sensibilisieren möchte und die Fähigkeit, diese Perspektive wahrzunehmen, als wichtig für die spätere berufliche Tätigkeit Pflegender bewertet (I-02, A. 16). Gleichwohl ist aus der Aufgabenstellung und den Erläuterungen nicht klar abzuleiten, in welcher Form Herr Meier die herausgearbeiteten Aspekte tatsächlich zum Sensibilisieren für die Perspektive zu Pflegender im Unterrichtsverlauf weiterführend aufgreift bzw. mit den Lernenden bearbeitet. Erkenntlich ist allerdings ein Gegensatz zu seinen Ausführungen im Interview, nach denen ein Zugang zu Lerngegenständen über das Erleben bzw. den Perspektivennachvollzug für die Lernenden nicht zielführend sei (I-02, A. 16; I-02, A. 38).

Frau Meier nutzte im Interview als Dokument einen Open-Access-Artikel aus der Fachzeitschrift des Deutschen Berufsverbandes für Pflegeberufe, *Die Schwester Der Pfleger*, der das Reichen von Nahrung thematisiert (Huhn 2016). Inhaltlich beschreibt der Artikel ausgehend von der Physiologie des Schluckvorgangs zunächst dessen Veränderungen im Alter und leitet daraus Anregungen bzw. Regeln für das Gestalten des Essenreichens durch die Pflegenden ab. Aufgabenstellungen oder ähnliche didaktische Hinweise sind im Dokument selbst nicht zu finden. Es kann vermutet werden, dass der Text selbst als eine Grundlage für die Strukturierung der Unterrichtsreihe dient, also das zunächst das „Theoriewissen" (I-03, A. 18) abbilden soll. Frau Schulze verbindet das Vorstellen des Dokuments im Interview mit Erläuterungen und Beispielen zum Aufbau ihres eigenen Unterrichts zum Thema Ernährung (I-03, ab A. 59). So verknüpft sie einzelne Textaussagen mit einer praktischen Umsetzung bzw. Veranschaulichung im Unterricht. Dies soll anhand eines Beispiels illustriert werden: Der Text thematisiert das Anbieten der Nahrung, favorisiert die Gabe mittels Besteck und gibt

Hinweise zur Größe des zu verwendenden Bestecks (Huhn 2016, 4). Als praktische Umsetzung für den Unterricht nennt Frau Schulze das gegenseitige Reichen von Nahrung mit unterschiedlichen Löffelgrößen sowie eine anschließende Auswertung, welcher Löffel sich für die Lernenden am angenehmsten anfühlte (I-03, A. 86). Hierin zeigen sich Anknüpfungspunkte zu den bereits beschriebenen unterrichtlichen Gestaltungsprinzipien Frau Schulzes, wonach das „Theoriewissen" (I-03, A. 18) eine Basis bildet, auf der die Lernenden eigene Erfahrungen machen, die wiederum in Schlussfolgerungen für das berufliche Handeln münden sollen (I-03, A. 23).

8.5 Zusammenfassung der dargestellten Orientierungen

Als Abschluss der Ergebnisdarstellung werden nachfolgend die Gemeinsamkeiten und Unterschiede der vorgestellten Orientierungen in Bezug auf das Pflegeverständnis und das didaktische Verständnis der Lehrenden sowie den Einbezug des Pflegeprozesses in den Unterricht zusammenfassend dargestellt.

8.5.1 Orientierungen hinsichtlich des Pflegeverständnisses

Hinsichtlich der *Orientierungen in Bezug auf das Pflegeverständnis*[7] kann als ein sinngenetischer Aspekt festgestellt werden, dass alle Befragten *Pflege in Form einer Beziehung* beschreiben. Die Darstellungen, wie die Pflegebeziehung verstanden wird, variieren allerdings:

So beschreibt *Maja Müller* den Beziehungsaufbau als das, was Pflege originär macht (I-01, A.10): Zu Pflegende werden in für sie außergewöhnlichen Situationen durch Pflegende begleitet (I-01, A. 6). Diese schaffen eine Atmosphäre, in welcher sie Patient: innen relatives Wohlbefinden und Sicherheit sowie zum Ausdruck bringen, dass sie die Individualität der zu Pflegenden anerkennen und berücksichtigen (I-01, A. 10). Pflegende gestalten also eine Situation, die für Patient: innen außergewöhnlich ist. Als Mittel zum Gestalten der Beziehung benennt

---

[7] Weitere aufscheinende Aspekte waren in diesem Zusammenhang *Gespräche als Aufgabe der Pflegenden*, die *Abgrenzung der pflegerischen Tätigkeit zur Medizin*, *Pflege als planvolles Handeln* sowie die *(inter-) professionelle Zusammenarbeit*. Auf diese Aspekte kann aufgrund des Rahmens der Staatsexamensarbeit nicht weiter eingegangen werden- sie bieten aber ggf. Ansatzpunkte für weitergehende Forschung.

8.5 Zusammenfassung der dargestellten Orientierungen

Maja Müller die informellen Gespräche, die Pflegende im Rahmen ihrer Tätigkeiten, bspw. bei der Körperpflege oder Nahrung reichen, mit den Patient: innen führen (I-01, A. 10). Gleichzeitig wird ersichtlich, dass Maja Müller die Pflegebeziehung selbst als kurzfristig angelegt auffasst, was sie mit ihrer beruflichen Sozialisation im Krankenhaus begründet (I-01, A. 6 & A. 10).

Johannes Meier hingegen begreift Pflege zuerst als eine Form professionellen Helfens, in der Pflegende unterstützend bzw. kompensierend tätig werden (I-02, A. 2), d.h. *Bedürfnisse zu Pflegender werden durch Pflegende erkannt und bestmöglich zu befriedigen versucht.* Gleichzeitig benennt auch er die Beziehung als grundlegende Voraussetzung für pflegerisches Handeln (I-02, A. 2). Pflegende sind hier vor allem herausgefordert, eine Pflegesituation und mit ihr das Befinden zu Pflegender wahrzunehmen (I-02, A. & A. 16). Das Wahrnehmen fokussiert sich zuerst auf „benennbare" Faktoren, zu denen bspw. Beschwerden und Schmerz gezählt werden können, ebenso werden aber auch Ängste bzw. Sorgen als eher diffuse Anteile des Wahrnehmens beschrieben (I-02, A. 8). Als Voraussetzung für das Wahrnehmen der Situationen der zu Pflegenden beschreibt Herr Meier zusätzlich das Vermögen zu Empathie, Perspektivennachvollzug und das Einlassen- können auf die individuelle Situation (I-02, A. 16). Die Beziehung selbst scheint durch die starke Stellung der Pflegenden geprägt zu werden: Indem die Pflegenden als professionell Helfende etwas wahrnehmen und darauf reagieren, sind sie der aktiver agierende Teil.

Auch *Katja Schulze* beschreibt Pflege als ein zwischenmenschliches Geschehen (I-03, A. 7). Ersichtlich wird zudem, dass sie pflegen als ein gut begründetes und dokumentiertes *Ausrichten und Anpassen von standardisierten Vorgaben auf die individuellen Erfordernisse der zu Pflegenden* begreift (I-03, A. 5; zusätzlich A. 10 & A. 41). Zentral ist für Frau Schulze weiterhin, dass sie das Wahrnehmen von Informationen nicht ausschließlich auf den Gesundheitszustand der zu Pflegenden bezieht, sondern dies für sie auch das Wissen um biografische Hintergründe und momentane Lebenssituationen der Patient: innen einschließt (I-03, A. 5 & 10). Die Pflegebeziehung scheint somit durch ein vertrauensvolles Verhältnis zwischen Pflegenden und zu Pflegenden gekennzeichnet, gleichzeitig entstehen aus ihr für die Pflegenden aufgrund ihres professionellen Hintergrunds eine Begründungspflicht sowie eine Pflicht zum Beachten ethischer Aspekte in Bezug auf ihr Handeln (I-03, A. 49).

Gemeinsam ist den Schilderungen, dass das Initiieren einer Pflegebeziehung von den Pflegenden ausgeht und somit das Gestalten der Beziehung als Teil der professionellen Tätigkeit Pflegender verstanden wird. Als Anspruch an Pflegende wird bei allen drei Befragten deutlich, dass Pflegekräfte in der Lage sein müssen, sich auf die individuelle Situation der zu Pflegenden einzulassen. Das Einlassen auf die Situation selbst weist unterschiedliche „Bandbreiten" zwischen dem Erkennen von Bedürfnissen zu Pflegender, dem Aufbauen einer für zu Pflegenden angenehmen Atmosphäre und dem Einbezug lebensweltlich orientierter Informationen auf. Ein gemeinsamer Aspekt ist weiterhin, dass alle Befragten auf die *Begründungspflicht für pflegerisches Handeln* hinweisen.

8.5.2 Orientierungen hinsichtlich des Gestaltens von Unterricht

Hinsichtlich der *Orientierungen zum Gestalten des Pflegeunterrichts* zeigten sich unterschiedliche Varianten:
In den Darstellungen *Maja Müllers* konnte der Umgang mit als theorielastig empfundenen Inhalten im Unterricht als ein Schwerpunkt rekonstruiert werden (I-01, A. 18). Frau Müller nutzt das *Herstellen von Bezügen zum praktischen Handeln* und damit das *Aufzeigen der Relevanz theoretischer Inhalte für das berufliche Tun* als Strategie, um mit dieser Herausforderung umzugehen (I-01, A. 18). Als Maßnahmen hierfür nennt sie den Einbezug ihrer eigenen bzw. der von den Schüler:innen gemachten berufspraktischen oder lebensweltlichen Erfahrungen, um auf die Relevanz des Inhalts zu verweisen (I-01, A. 18 und A. 25). Weiterhin stellt sie im Unterricht durch Verweise den Bezug zu unterschiedlichen Settings und den Verwendungskontext des theoretischen Inhalts her (I-01, A. 18, A. 20 und A. 25). Frau Müller selbst nimmt gerade beim Beginn von Unterrichtseinheiten mit theorielastigen Inhalten eine stark strukturierende Rolle ein und gestaltet den Unterricht im Zuge dessen eher lehrer:innenzentriert, um bei den Lernenden Vorwissen zu schaffen (I-01, A. 18). An dieses eher frontalere Vorgehen schließen sich „kreativere" Phasen an. Die Ausführungen Frau Müllers sind eher allgemein und abstrakt gehalten, sie orientieren sich eher am methodischen Gang der Unterrichtseinheiten und weniger an konkreten Situationen. Konkrete Parallelen zum von ihr beschriebenen Pflegeverständnis finden sich selten, am ehesten in A. 8, und sind daher kaum zu rekonstruieren.

Aus den Beschreibungen *Johannes Meiers* ist rekonstruierbar, dass er Pflegeunterricht mit einem Fokus auf empirisch- systematischen, medizinorientiertem Wissen bzw. auf (pflegerischem) Erfahrungswissen gestaltet. Zentral ist hierfür das das *Vermitteln einer Wissensgrundlage für Lernende in Form „harter Fakten"*, die zum Verringern der von Lernenden formulierten Unsicherheit in der Berufspraxis führen soll (I-02, A. 16). Dies zeigt sich an den beispielhaft erwähnten

8.5 Zusammenfassung der dargestellten Orientierungen

Unterrichtsschwerpunkten zum Thema Epilepsie, wo auf dem Krankheitsbild aufbauend pflegerelevante Inhalte abgeleitet werden (I-02, A. 20). Diese wiederum zeigen sich vor allem im Wahrnehmen und Beobachten von Symptomen sowie im Nutzen des kognitiven Probehandelns im Unterricht (I-02, A. 20). Hierin zeigen sich Parallelen zum persönlichen Pflegeverständnis. Ersichtlich wird weiterhin, dass Herr Meier einen eher kognitiv orientierten Zugang zu den Unterrichtsinhalten favorisiert (I-02, A. 38), ein Zugang das Erleben der Akteur: innen einer beruflichen Handlungssituation zeigt sich als ein negativer Horizont, da dieser als nicht zielführend in Bezug auf das Herstellen von Handlungssicherheit bewertet wird (I-02, A. 16 & 38).

Katja Schulzes Ausführungen legen einen Schwerpunkt für die Unterrichtsgestaltung in Form des *Lernens durch eigene Erfahrungen* sowie einen *emotionalen Bezug zum Thema* nahe. Beide Faktoren werden von Frau Schulze als lernförderliche Bedingungen benannt und zeigen sich in den Beschreibungen ihres Unterrichts: So nutzt sie kognitives Handeln als eine „praktische" Übungsmöglichkeit (I-03, A. 18) ebenso wie das Einbringen von persönlichen Erfahrungen bzw. Erlebnissen der Lernenden, die dann im Unterricht bearbeitet werden. Außerdem lässt sie Lernende über Übungen wie bspw. gegenseitiges Nahrungsreichen praktisch tätig werden (I-03, A. A. 23). Zentral stehen dabei das Sensibilisieren der Lernenden für die Perspektive zu Pflegender (I-03, A. 74) sowie das Rückschließen aus eigenen Erlebnissen auf Erfordernisse des beruflichen Handelns (I-03, A. 23). Hierbei zeigen sich deutliche Parallelen zum von Frau Schulze beschriebenen Pflegeverständnis. Den emotionalen Fokus ihres Unterrichts empfindet Frau Schulze als eine Komplettierung des fachlich-medizinisch orientierten Unterrichts und ebenfalls bedeutsamen Wissenszugang, gleichzeitig jedoch auch als einen negativen Horizont innerhalb ihres Kollegiums (I-03, A. 57).

Gemeinsamkeiten in der Gestaltungsweise des Unterrichts, die auf sinngenetische Aspekte hinweisen können, zeigen sich in dem *Setzen von Bezügen hinsichtlich der Bedeutung von im Unterricht am Lernort Schule vermittelten Inhalte für die Berufspraxis* und im *Einbezug eigener bzw. von den Schüler: innen eingebrachter (berufspraktischer) Erlebnisse*. Hierbei unterscheidet sich die Art und Weise des Einbezugs. In den Fällen von Herr Meier und Frau Schulze zeigen sich zudem Parallelen zwischen Pflegeverständnis und Unterrichtsgestaltung, bei Frau Müller bleiben diese weniger rekonstruierbar.

8.5.3 Orientierungen hinsichtlich des Einbezugs des Pflegeprozesses in den Unterricht

Abgegrenzt werden kann zum einen der *Pflegeprozess selbst als Unterrichtsinhalt* – in diesem wird die „Theorie" zum Pflegeprozess vermittelt, d.h. auf die Konzeption bzw. das Modell selbst Bezug genommen, wobei die Befragten dies kaum näher bzw. als negativen Horizont ausführten (I-01, A. 40 und 46; I-02, A. 23). Weiterhin erscheint die *Anwendung des Pflegeprozesses in Form des Pflegeplanung- Schreibens* abgrenzbar, wobei in allen drei Interviews diese Form angesprochen, aber nur bei Herrn Meier konkreter beschrieben wurde (I-02, A. 26). Die genannten Verwendungsweisen könnten als sinngenetische Aspekte aufgefasst werden.

Zudem zeigte sich beim Einbezug des Pflegeprozesses in den Unterricht fallübergreifend eine tendenziell *diskontinuierliche Verwendungsweise*. Zur Differenzierung der *diskontinuierlichen Verwendungsweise* sollen nachfolgend noch einmal die einzelnen Fälle beleuchtet werden:

Die Ausführungen *Maja Müllers* sind curricular- methodisch orientiert. Es lässt sich rekonstruieren, dass Maja Müller den Pflegeprozess als einen Orientierungspunkt ihres Unterrichts nutzt (I-01, A. 40). Gleichzeitig wird ersichtlich, dass der Pflegeprozess einen als theorielastig identifizierten Inhalt darstellt, der die Motivation der Lernenden ungünstig beeinflusst (I-01, A. 20). Dennoch ist Frau Müller wichtig, im Rahmen ihres Unterrichts auf den Pflegeprozess Bezug zu nehmen: Sie weist ihm eine hohe Relevanz für das erfolgreiche Absolvieren der Abschlussprüfungen zu (I-01, A. 40). Um die Motivation der Lernenden zu erhöhen, bezieht sie den Pflegeprozess *bewusst* in *schleichender Form* ein. D.h., sie verwendet einzelne Phasen des Pflegeprozesses und bringt diese über Aufgabenstellungen zur verwendeten beruflichen Handlungssituation in den Unterricht ein (I-01, A, 46). Dabei wird anfangs nicht benannt, dass der Pflegeprozess zur Anwendung kommt. In Abwechslung mit anderen Themenfacetten werden diese Aufgaben bearbeitet, ehe Frau Müller die Aufgaben in die Schrittfolge des Pflegeprozesses einordnet und somit kontextualisiert (I-01, A. 46). Die Betonung auf die einzelnen Phasen des Pflegeprozesses legt nahe, dass Frau Müller den Pflegeprozess eher als Problemlöseprozess und Arbeitsmethode in den Unterricht einbringt. Es zeigen sich Parallelen zum didaktischen Verständnis, insofern es um das Aufzeigen von Bezügen geht.

Herr Meier hingegen negiert ein bewusstes Ausrichten seines Unterrichts am Pflegeprozess und spricht von einer *eher intuitiven Bezugnahme* auf die einzelnen Schritte (I-02, A. 23). Besonders hervorgehoben sind die Schritte von Diagnose und Planen in Form des Schreibens einer Pflegeplanung, die er „arbeitsteilig"

8.5 Zusammenfassung der dargestellten Orientierungen

mit den Lernenden erarbeitet (I-02, A. 26). Herr Meier beschreibt für seinen Unterricht keine Kontextualisierung einzelner Arbeitsaufgaben in den Pflegeprozess und begründet dies mit der sonst resultierenden geringeren Motivation der Lernenden (I-02, A. 32). Weiterhin weist er auf die Relevanz des Pflegeprozesses als Orientierungspunkt planvollen und professionellen Pflegehandelns hin (I-02, A. 32). Dies könnte auf ein vorrangiges Verständnis des Pflegeprozesses als Problemlöseprozess hinweisen, welches auch im Unterricht so transportiert wird. Erkenntlich wird aber auch ein Bruch mit der Auffassung Herr Meiers, dass ein In-Bezug-setzen von einzelnen Unterrichtsabschnitten zum Pflegeprozess nicht zielführend für den Unterricht sei.

Auch *Katja Schulze* verwendet den Pflegeprozess nicht als strukturierendes Moment für die Planung einzelner Unterrichts- bzw. zusammenhängender Lerneinheiten, sondern nennt ihr Vorgehen in Bezug auf die einzelnen Phasen des Pflegeprozesses „bunt gemischt" (I-03, A. 25). Weiterhin wendet sie den Pflegeprozess aber als ein Analyseinstrument für berufliche Handlungssituationen „komplett" (I-03, A. 25), d.h. unter Berücksichtigung aller Phasen, an. Hierbei wird der Anspruch, die Pflegesituation nicht nur hinsichtlich einer möglichen Handlungsschrittabfolge zu durchdringen, sondern auch Emotionen und Erleben der Akteur: innen wahrzunehmen und einzubeziehen, sichtbar (I-03, A. 28 und 33). Hieraus ergeben sich in Verbindung mit dem rekonstruierten Pflegeverständnis Hinweise auf ein vordergründiges Verständnis des Pflegeprozesses als Beziehungsprozess. Ein bestimmendes Motiv ist weiterhin der Unterschied zwischen den Idealansprüchen an pflegerisches Handeln, die teilweise auch in der Schule vermittelt werden, und dem tatsächlichen Handeln in der Berufspraxis (I-03, A. 50, A. 52 und A. 55). Hinweise, inwiefern Frau Schulze die bunt gemischten Phasen des Pflegeprozesses im Unterricht als solche thematisiert bzw. kontextualisiert, konnten im vorliegenden Material nicht ausgemacht werden.

Diskussion der empirisch gewonnenen Ergebnisse 9

Im Zentrum des folgenden Kapitels steht die Einordnung der empirisch gewonnenen Ergebnisse. Dazu werden diese zunächst in Bezug zum Theorierahmen einer kritischen Wertschätzung unterzogen und anschließend in den Forschungsstand eingeordnet. Weiterhin wird auf Limitationen in Bezug auf die Aussagekraft der Ergebnisse hingewiesen.

9.1 Dem Unterricht zugrundeliegende Pflegeverständnisse

In diesem Teilkapitel werden die identifizierten Orientierungen hinsichtlich des Pflegeverständnisses wie auch des Gestaltens von Unterricht gemeinsam betrachtet, da sie beide Elemente der Forschungsfrage *Welches Pflegeverständnis legen Lehrende dem theoretischen Unterricht in der generalistischen Pflegeausbildung zugrunde?* bilden.

Hinsichtlich des persönlichen *Pflegeverständnisses* konnte ausgemacht werden, dass die Befragten Pflege als Beziehung beschreiben. Hierbei zeigten sich unterschiedliche Nuancen: das *Gestalten einer für zu Pflegende ungewohnten Situation*, das *Erkennen und Befriedigen der Bedürfnisse zu Pflegender* sowie das *Ausrichten und Anpassen von standardisierten Vorgaben auf die individuellen Erfordernisse der zu Pflegenden*.

So gestalten Pflegende eine *für zu Pflegende ungewohnte Situation*, indem sie mittels informeller Gespräche eine Atmosphäre schaffen, die Patient: innen Wohlbefinden und Sicherheit vermittelt. Die beschriebene Beziehungsarbeit, die sich „an den Grundbedürfnissen Hilfe suchender Menschen" (Remmers 2011, 28), in diesem Fall an dem Bedürfnis nach Sicherheit sowie Wertschätzung, orientiert, kann im Sinne dieser Orientierung als ein wesentlicher Bestandteil pflegerischen Tuns verstanden werden. Somit zeigt sich ein Fokus auf den von Remmers (2000, 172) als eine Dimension pflegerischen Handelns ausgemachten sprachlichen Interaktionszusammenhang sowie angedeutet auch ein Zugang zur Pflegesituation über einen Wahrnehmen der Erfordernisse des Einzelfalls (Remmers 2000, 170). Zu fragen ist allerdings, ob Pflegende dem in der Orientierung des *Gestaltens einer für zu Pflegende ungewohnten Situation* innewohnenden Anspruch, Patient: innen Sicherheit und Wertschätzung über die geführten informellen Gespräche zu vermitteln, tatsächlich gerecht werden können: Schließlich bestimmen verschiedene Machtverhältnisse, bspw. in Form von Zeit- und Rationalisierungsdruck, über pflegerisches Handeln (Friesacher 2008, 333) und somit über die Gestaltung von Pflegesituationen. Gerade pflegerische Interaktionssituationen sind weiterhin geprägt durch die „Macht der Pflegekräfte" (Darmann 2000, 159), bedingt durch ihren Informationsvorsprung gegenüber zu Pflegenden und den Abhängigkeitsverhältnissen, die sich durch die Einschränkungen Patient: innen aufgrund von Erkrankungen etc. ergeben.

Bei der herausgearbeiteten Orientierung *Bedürfnisse zu Pflegender erkennen und befriedigen* sind Pflegende herausgefordert, eine Pflegesituation primär hinsichtlich „benennbarer" Faktoren, zu denen bspw. Beschwerden und Schmerz gezählt werden können, wahrzunehmen und daraus Handlungserfordernisse abzuleiten. Ängste bzw. Sorgen werden als eher diffuse Anteile des Wahrnehmens beschrieben. In dieser Orientierung ist eine Tendenz auszumachen, die sich vordergründig auf das Fachwissen in Form von Symptombeobachtung, -zuordnung und abgeleiteter Reaktion sowie auf das Einordnen in einen theoretischen Zusammenhang konzentriert (Remmers 2000, 170), also einem eher rational-analytischen Zugang zugeordnet werden kann. Auch das Verstehen der den Einzelfall ausmachenden Anteile wie das Wahrnehmen von Ängsten und Sorgen werden berücksichtigt; erkenntlich wird aber, dass es vor allem die Pflegenden sind, die diese Anteile einschätzen und darauf aufbauend handeln. Ein Einbezug der Patient: innen wird eher wenig thematisiert, was durch die berufliche Sozialisation in der Pädiatrie und die Besonderheiten in der Kommunikation mit Patient: innen, die sich noch nicht adäquat äußern können, bedingt sein könnte. Hinzuweisen ist auf das mit diesem Pflegeverständnis einhergehende Risiko, dass ein Fokus auf das vermeintlich objektiv Wahrnehmbare auch die Sicht Pflegender auf die zu Pflegende im Sinne eines „medizinisch- mechanistische[n] Körperbild[s]" (Hülsken- Giesler 2008, 67) einengen könnte.

Das *Ausrichten und Anpassen von standardisierten Vorgaben auf die individuellen Erfordernisse der zu Pflegenden* kennzeichnet, dass das Wahrnehmen von

9.1 Dem Unterricht zugrundeliegende Pflegeverständnisse 97

Informationen das Wissen um biografische Hintergründe und momentane Lebenssituationen der zu Pflegenden einschließt. Pflegerische Entscheidungen und Handlungen sind darauf auszurichten und zu begründen. In dieser Orientierung zeigen sich rational- analytische Komponenten pflegerischen Handelns, wenn es um die Kenntnis „standardisierter", d. h. bestenfalls empirisch abgesicherter, Wissensbestände bzw. Handlungsabfolgen (Remmers 2000, 170; Oevermann 1978 in Weidner 2004, 49) geht. Gleichwohl wird der hermeneutisch- phänomenologische Zugang durch die das Betonen des Erfassens momentanen (Lebens-) Situation zu Pflegender und der Berücksichtigung ihrer Wünsche und Ressourcen, d. h. der hermeneutischen Fallkompetenz (Remmers 2000, 170), und dem daraus resultierenden Anpassen des pflegerischen Handelns stärker betont. Im Zusammenspiel beider Aspekte sowie der geäußerten Begründungspflicht für das Abweichen vom „Standard" kann eine zunächst eine hohe Deckungsgleiche mit dem von Weidner (2004, 49 f.) beschriebenen Anspruch an professionelles pflegerisches Handeln festgestellt werden. Kritisch ist bei dieser Orientierung jedoch zu fragen, inwieweit das Einlassen auf die zu Pflegenden als Gegenüber und die damit verbundene „persönlich- emotionale Beteiligung" (Remmers 2011, 28) von Seiten der Pflegenden gestaltet wird, um ein professionelles Verhältnis von Nähe und Distanz in der Pflegebeziehung selbst auszubalancieren.

In Bezug auf das Gestalten des Unterrichts konnten aufbauend auf dem rekonstruierten persönlichen Pflegeverständnis die Orientierungen das *Aufzeigen von Bezügen zwischen theoretischen Inhalten und praktischem Handeln,* das *Vermitteln von hard facts/ hard skills* sowie das *praktische Üben und das Herstellen emotionaler Bezüge zum Thema* ausgemacht werden.

Beim *Aufzeigen von Bezügen zwischen theoretischen Inhalten und praktischem Handeln* als Orientierung wird der den Umgang mit als theorielastig empfundenen Inhalten, bspw. den Pflegeprozess fokussiert. Hierbei wird versucht, die Lernenden über das Setzen von Bezügen zur eigenen Lebens- bzw. Berufswelt, z. B. durch das Berichten von Erfahrungen, hinsichtlich der Relevanz der theorielastig identifizierten Inhalte für ihr späteres berufliches Handeln zu sensibilisieren. Hierin lassen sich Parallelen zum von Olbrich geforderten Unterstützen zum „Erkennen der Bedeutung" (2023, 78) ausmachen. Die Herausforderung unterschiedlicher Bedeutungszuweisungen von Unterrichtsinhalten seitens Lehrperson und Lernenden wurde bspw. auch von Deiters et al. (2010, 6) bzw. Eberhardt (2014, 214) benannt. Die von Deiters et al. (2010, 7) beschriebene Strategie, Beispiele aus der beruflichen Erfahrung der Lernenden einzubeziehen, wird im Rahmen dieser Orientierung ebenfalls eingesetzt.

Das *Vermitteln von hard facts bzw. skills* ist gekennzeichnet durch einen Fokus auf empirisch- systematisches, medizinorientiertes Wissen, aus welchem Erfordernisse für pflegerisches Handeln abgeleitet werden. Hierin sind Parallelen zu den Befunden von Fichtmüller & Walter zu erkennen, wonach sich eine Tendenz beim inhaltlichen Gestalten des Unterrichts am Lernort Pflegeschule als eine „Ableitung aus medizinisch- naturwissenschaftlichem Wissen" (Fichtmüller & Walter 2007, 341) zeigt.

Durch die an „harten Fakten", wie das Wahrnehmen und Beobachten von Symptomen, sowie dem Nutzen des kognitiven Probehandelns orientierte Unterrichtsgestaltung soll die von den Lernenden geäußerte Unsicherheit in der Berufspraxis verringert werden. Über das Nutzen des kognitiven Probehandelns können Elemente des handlungsorientierten Lernens bei der Unterrichtsgestaltung ausgemacht werden (Riedl & Schelten 2013, 101 ff.). Diese wird unterstützt, indem eigene und durch Lernende gemachte berufspraktische Erfahrungen einbezogen werden. Der Rückbezug auf eigene berufspraktische Erlebnisse legt nahe, dass ähnlich zu den Ergebnissen von Reiber et al. (2015) die „entsprechenden pflegeberuflichen Erfahrungen [der Lehrperson] eine zentrale Bedeutung" (Reiber et al. 2015, 256) für die Gestaltung des Unterrichts aufweisen.

Zudem wird ein eher kognitiv orientierter Zugang zu den Unterrichtsinhalten favorisiert, während ein Zugang über das Erleben der Akteur: innen einer beruflichen Handlungssituation als nicht zielführend in Bezug auf das Herstellen von Handlungssicherheit bewertet wird.

Übereinstimmend mit dem Pflegeverständnis *Bedürfnisse zu Pflegender erkennen und befriedigen* zeigt sich ein eher rational- analytischer Zugang zum pflegerischen Handeln. Hierbei ist zu fragen, inwiefern die vermittelten *hard facts* bzw. *skills* tatsächlich als für die Berufspraxis anwendbare Wissensgrundlage genutzt werden können oder im Sinne trägen Wissens durch die Lernenden nicht in Bezug zum beruflichen Handeln gesetzt werden können. Zudem ist das im Unterricht präsentierte bzw. erworbene Wissen als Grundlage eines möglichen Handelns zu verstehen, die beobachtbare Ausprägung in Form von Performanz zeigt sich jedoch erst am praktischen Lernort (Olbrich 2023, 77).

Das *praktische Üben und das Herstellen emotionaler Bezüge zum Thema* beinhaltet neben dem kognitiven (Probe-) Handeln das Einbringen von persönlichen Erfahrungen bzw. Erlebnissen der Lernenden sowie ein Tätigwerden der Lernenden, z. B. in Form von gegenseitigem Reichen von Nahrung. Zentral stehen dabei das Sensibilisieren der Lernenden für die Perspektive zu Pflegender sowie das Rückschließen aus eigenen Erlebnissen auf Erfordernisse des beruflichen Handelns. Ein Zusammenhang mit dem Pflegeverständnis *Ausrichten und*

Anpassen von standardisierten Vorgaben auf die individuellen Erfordernisse der zu Pflegenden ist in Teilen rekonstruierbar. Über die Selbsterfahrungsübungen und deren Reflexion im Unterricht zeigen sich Elemente erfahrungsbezogenen Lernens. Diese fokussieren pflegerische Einzelhandlungen wie das bereits erwähnte Reichen von Nahrung. Hierin zeigen sich Parallelen zur Studie von Fichtmüller & Walter (2007, 334 f.), wonach Lehrende das Sensibilisieren für die Perspektive zu Pflegender über „Selbsterfahrung beim Durchführen unterschiedlicher pflegerischer Einzelhandlungen" (Fichtmüller & Walter 2007, 334) anbahnen möchten. Die Reflexion bei *praktischem Üben* beinhaltet in dieser Orientierung das Nachdenken über die eigene Empfindungen während der Handlung und weiterführend das Ableiten von Konsequenzen für die pflegerische Tätigkeit. Hierbei ist kritisch zu fragen, inwiefern durch die Reflexion des eigenen Erlebens eine tatsächliche Annäherung an die Perspektive zu Pflegender angebahnt werden kann oder ob eher „die Fiktion eines Wissens um das Erleben eines Anderen gefördert wird" (Fichtmüller & Walter 2007, 335).

Das *Herstellen emotionaler Bezüge* meint das Einbringen von persönlichen Erfahrungen bzw. Erlebnissen der Lernenden und nachfolgend deren Bearbeitung im Unterricht. Intendiert wird hierüber eine Steigerung von Lernmotivation und Relevanzzuschreibung sowie Behaltensleistung der Lernenden. Neben der Frage, ob diese Ziele tatsächlich erreicht werden können, rückt bei diesem Gestaltungsaspekt die Frage nach dem Ausbalancieren von Nähe und Distanz in den Blick. Dieser betrifft zum einen das Verhältnis von Lehrenden und Schüler: innen, zum anderen bspw. die Gestaltung des Unterrichts in Bezug auf die Lernatmosphäre.

9.2 Das Einbinden des Pflegeprozesses in den Unterricht

Im Ergebnisteil konnten in Bezug auf das Einbinden des Pflegeprozesses in den Unterricht der *Pflegeprozess selbst als Unterrichtsinhalt*, die *Anwendung in Form des Pflegeplanung- Schreibens* sowie eine *diskontinuierliche Verwendungsweise* als sinngenetische Aspekte ausgemacht werden.

Der *Pflegeprozess als Unterrichtsinhalt* wird von den Befragten nur kurz bzw. als ein negativer Horizont beschrieben, verbunden mit einer niedrigen Motivation und ablehnenden Haltung der Lernenden. Hierin finden sich Parallelen zu den Ausführungen von Deiters et al. (2010), sowohl in inhaltlicher Hinsicht wie auch auf die Reaktion der Lernenden (Deiters et al. 2010, 6 f. & 10 f.). Die *Anwendung in Form des Pflegeplanung- Schreibens* wird ebenso nur kurz ausgeführt, wobei auch hier Parallelen zum bei Deiters et al. beschriebenen Vorgehen bzw.

den Herausforderungen beim Erstellen der Pflegeplanung durch die Lernenden zu erkennen sind (Deiters et al. 2010, 10).

Im Fokus der Diskussion soll daher die *diskontinuierliche Verwendungsweise* mit ihren unterschiedlichen Schwerpunktsetzungen stehen, weil sie erste Hinweise über den konkreten Einsatz des Pflegeprozesses im Unterricht der generalistischen Pflegeausbildung und somit auf die Umsetzung der curricularen Erfordernisse geben könnte.

Beim *schleichenden Einbinden* erfolgt ein bewusstes Orientieren des methodischen Gangs am Pflegeprozess sowie das Einbinden einzelner Schritte über Aufgabenstellungen zur beruflichen Handlungssituation. Bearbeitete Aufgabenstellungen werden erst im Nachhinein in den Rahmen des Pflegeprozesses als Arbeitsmethode eingeordnet. Begründet wird das Vorgehen vordergründig über die Motivation der Lernenden sowie die Relevanz des Pflegeprozesses im Rahmen der Abschlussprüfungen.

Beim *intuitiven Berücksichtigen einzelner Schritte* findet kein bewusstes Orientieren bzw. Einbinden einzelner Phasen des Pflegeprozesses in den Unterricht statt, eine Kontextualisierung bearbeiteter Aufgaben hinsichtlich des Pflegeprozesses wird unter Verweis auf die negativen Auswirkungen auf die Motivation der Lernenden ebenfalls nicht vorgenommen. Ein Fokus auf die Schritte der Informationssammlung, Diagnose sowie Planung ergibt sich stattdessen „intuitiv" aus an der dem (Patho-) Physiologie ausgerichteten Unterrichtsaufbau, wobei aus den Charakteristika der Erkrankungen Pflegeschwerpunkte abgeleitet werden.

Eine Ausrichtung des methodischen Gangs an den Schritten des Pflegeprozesses wird beim *bunt gemischten Vorgehen* gleichfalls nicht vorgenommen. Auffällig ist hier die „Anwendung" aller Schritte des Pflegeprozesses auf die zur Lernsituation gehörende berufliche Handlungssituation. Der Pflegeprozess dient als ein Analyseinstrument, in dessen Rahmen zugleich verstärkt auf das Wahrnehmen mit der Situation verbundener Perspektiven und Emotionen der beteiligten Akteur: innen eingegangen werden soll, d. h. der Beziehungsprozess fokussiert wird.

In Bezug zu den beschriebenen Erfordernissen der generalistischen Ausbildung und zum aktuellen Forschungsstand lässt sich folgendes feststellen:

Laut Fachkommission (2019, 28) sollten Lernsituationen, insofern sie eine Pflegesituation abbilden, möglichst anhand des gesamten Pflegeprozesses in den Blick genommen werden, der Pflegeprozess also einen Orientierungspunkt für die Ausgestaltung des methodischen Gangs einer Lernsituation darstellen. In den rekonstruierten Verwendungsweisen ist dies nicht der Fall. Vielmehr werden einzelne Schritte des Pflegeprozesses verwendet, wobei diese nur beim *schleichenden Einbinden* bewusst ausgewählt und eingesetzt werden.

9.2 Das Einbinden des Pflegeprozesses in den Unterricht

Auch das Kontextualisieren, d. h. das Zuordnen des Handelns bzw. der bearbeiteten Aufgabenstellungen zu einzelnen Phasen des Pflegeprozesses, „um sich mit dieser Arbeitsmethode vertraut zu machen" (Saul & Jürgensen 2021, 47), wird in der Verwendungsweise des *schleichenden Einbindens* im Anschluss an bearbeitete Aufgaben vorgenommen, beim *intuitiven Einbeziehen* bzw. beim *bunt gemischten Vorgehen* hingegen nicht. Hierbei ist zu fragen, inwiefern das Ziel des In- Bezug- Setzen- Könnens von Handlungen bzw. Aufgaben zum Pflegeprozess auf Seiten der Auszubildenden durch die diskontinuierliche Verwendungsweise erreicht werden kann.

In Anlehnung an Darmann- Finck & Baumeister (2022, 287) und Simon (2019, 303 ff.) könnte aus den vorliegenden Ergebnissen geschlossen werden, dass die im Rahmen des Staatsexamens befragten Lehrenden dem systematischen Einbezug des Pflegeprozesses in den Unterricht ebenfalls bislang überwiegend eine eher geringe Bedeutung beimessen. Eine Erklärung hierfür könnte sein, dass mit dem Umsetzen der generalistischen Ausbildung verbundene Herausforderungen, z. B. das Gestalten kompetenzorientierter Zwischen- und Abschlussprüfungen (Walter & Schachmann 2022, 18 f.), durch die Lehrenden bisher als dringlicher empfunden wurden. Die in Anlehnung an Simon (2019, 303 ff.) formulierte Vermutung, dass Lehrende den Pflegeprozess als wenig relevant für die spätere berufliche Tätigkeit der Lernenden bewerten, hat sich allerdings nur in Teilen bestätigt: Die Verwendungsweise des *schleichenden Einbezugs* begründet sich bspw. genau durch die Relevanz, die die Lehrende dem Pflegeprozess für die berufliche Zukunft ihrer Schüler: innen zuspricht.

Gefordert ist im Zuge des Lernens im Pflegeprozess zudem das Anbahnen eines differenzierten pflegerischen Handlungsverständnisses auf Seiten der Auszubildenden über einen analytisch- rationalen Zugang sowie einen phänomenologisch- hermeneutischen Zugang in Form von Fachwissen/ Problemlösen bzw. Fallverstehen/ Beziehungsgestaltung (Saul & Jürgensen 2021, 47; Fachkommission 2020, 8 ff.). In den beschriebenen Verwendungsweisen des *schleichendes Einbindens* wie auch des *intuitiven Einbeziehens* wird hierbei der Teilaspekt des Problemlösens in Verbindung mit dem erforderlichen Fachwissen intensiver betont. Dem entgegengesetzt lässt sich in der Verwendungsweise des bunt *gemischten Vorgehens* ein starker Fokus auf den Beziehungsaspekt ausmachen, wobei der Pflegeprozess als eine Art Analyseinstrument und Zugang für die berufliche Handlungssituation dient. Hierbei ist allerdings zu fragen, inwiefern der Pflegeprozess ein geeignetes Instrument zum Analysieren des Erlebens und der Emotionen der Akteur: innen beruflicher Handlungssituationen darstellt.

9.3 Aufzeigen von Limitationen

In der Forschung zum Staatsexamen wurde das problemzentrierte Interview (PZI) als Erhebungsform gewählt, um den individuellen Orientierungsrahmen der Befragten zu rekonstruieren (Nohl 2017, 102). Gleichwohl sind hierbei einige Limitationen auszuführen:

Der Leitfaden als Instrument des PZIs wurde durch die Forschende selbst erstellt und ist dadurch Ergebnis des Zusammenspiels aus dem eigenen Vorwissen zum Zeitpunkt der Erstellung sowie den eigenen subjektiven Theorien, die aus der beruflichen Sozialisation als gelernte Gesundheits- und Krankenpflegerin sowie Studierende des Lehramtsstudiengangs Gesundheit und Pflege resultieren. Über das SPSS- Verfahren (Helfferich 2011, 182 ff.) sowie die Konsultation mit den Gutachtenden sollte ein reflektierter Umgang mit eigenem Vorwissen sowie eigenen Erwartungen angebahnt werden. Aufgrund von Krankheit konnte kein Pre-Test erfolgen, sodass das Instrument im Vorfeld des ersten geplanten Interviews hinsichtlich Verständlichkeit und Handhabbarkeit nicht getestet werden konnte.

Ein weiterer, die Interviewsituation beeinflussender Faktor war die Forschende als interviewende Person. Trotz der eigenen Erfahrung mit dem Führen von Interviews im Rahmen vorangegangener Forschungsprojekte kann ihr Frageverhalten dazu beigetragen haben, dass die Befragten bspw. weniger detaillierte Erzählungen oder Beschreibungen äußerten bzw. eher argumentativ antworteten. Auch die Erhebung via Online- Konferenz könnte einen Einfluss auf die Interaktion in der Interviewsituation gehabt haben- so wurde das Gespräch und die ihm inbegriffene Gesprächsdynamik in einem Fall unterbrochen, nonverbale Reaktionen waren teilweise nur verzögert zu beobachten.

Weiterhin gibt das Interview als Erhebungsform den Befragten die Möglichkeit, ihre unterrichtliche Handlungspraxis detailliert zu beschreiben (Nohl 2017, 3; Przyborski & Wohlrab- Sahr 2014, 278 f.). Gleichwohl könnten die Befragten im Interview selbst zum einen eher kommunikativ- generalisierbare Wissensbestände angesprochen haben. Durch das Rekrutieren der Befragten aus dem persönlichen Umfeld der Forschenden ist weiterhin nicht auszuschließen, dass diese in besonderem Maß vermeintlich sozial erwünschte bzw. als erwartetet antizipierte Antworten gaben. Weiterführend könnten daher ergänzend zu den Interviews teilnehmende Beobachtungen im Pflegeunterricht durchgeführt werden, um auch nicht verbalisierte Verhaltensweisen sowie die Interaktion und das tatsächliche Gestalten des Unterrichts zu erfassen.

In der Staatsexamensarbeit wurden über die Interviews zudem nur *individuelle* Orientierungsrahmen bzw. Handlungsorientierungen erhoben. Für eine erweiterte Perspektive hinsichtlich *kollektiver* Orientierungen der Lehrpersonen könnten

9.3 Aufzeigen von Limitationen

daher Gruppendiskussionen zum Einbezug des Pflegeprozesses in den Unterricht genutzt werden.

Die *Zusammensetzung des Samples* wurde ebenfalls durch die persönlichen Kontakte der Forschenden bedingt: So waren alle Befragten in einem Pflegeberuf sozialisiert, zwei der drei Befragten waren Berufsanfänger: innen. Für weiterführende Untersuchungen wäre eine Erweiterung des Samples in Bezug auf die erlernten Berufe wie auch auf Lehrpersonen ohne berufliche Pflegeausbildung sowie auf Lehrpersonen mit längerer pädagogischer Erfahrung gewinnbringend, um breiter angelegte und verallgemeinerbare Aussagen hinsichtlich des dem Unterricht zugrundeliegenden Pflegeverständnisses sowie den Einbezugsformen des Pflegeprozesses in den Unterricht zu erhalten.

Auch der Einbezug eines Dokuments durch die Befragten könnte Einfluss auf die im Interview erhobenen Daten haben. In den Fällen, in denen ein Dokument eingebracht wurde, konnten detailreichere Beschreibungen generiert werden. Diese erleichterten das Auffinden fallinterner sowie -übergreifender Vergleichspunkte und dadurch das Rekonstruieren der Orientierungen bei der Datenauswertung.

Auch in Bezug auf die Datenauswertung können Limitationen ausgemacht werden. Die dokumentarische Methode ist ein interpretatives Verfahren. Als Absicherung gegen die Bestätigung eigener Annahmen erfolgt ein frühzeitiger Vergleich der einzelnen Fälle miteinander in Form der komparativen Fallanalyse, um einen empirischen Gegenhorizont zu erzeugen (Nohl 2017, 41). Eine Interpretationsgruppe, um eine höhere intersubjektive Nachvollziehbarkeit (Steinke 2017, 326) sowie Validierung der Interpretation zu gewährleisten, konnte im Rahmen der Staatsexamensarbeit nicht genutzt werden. Es kann daher nicht ausgeschlossen werden, dass die Interpretationen unbewusst vor dem Hintergrund eigener subjektiver Theorien durchgeführt wurden.

In der vorliegenden Staatsexamensarbeit wurden zudem nur drei Interviews ausgewertet. Somit liegen vor dem Hintergrund der genannten Ausführungen von Bohnsack (2013, 263 ff.) und Nohl (2017, 43) zu wenige Daten vor, um eine Typenbildung auf sinn- und soziogenetischer Ebene tatsächlich valide zu beschreiben sowie empirisch absichern zu können. Das Ableiten kollektiver Orientierungen konnte aus diesem Grund ebenfalls nicht realisiert werden. Auch deshalb böten sich für weiterführende Untersuchungen eine Erweiterung des Samples sowie in Kombination das Durchführen von Gruppendiskussionen, wie bereits beschrieben, an.

Fazit 10

Die vorliegende Arbeit hatte zum Ziel, empirische Erkenntnisse über die momentane Gestaltungsweise des theoretischen Unterrichts im Ausbildungsgang Pflegefachfrau/ Pflegefachmann zu gewinnen. Konkret galt das Interesse dazu den Orientierungen der in der generalistischen Pflegeausbildung tätigen Lehrpersonen im Hinblick auf eigene Pflegeverständnisse und deren Anwendung im Unterricht, mit besonderem Augenmerk auf den Pflegeprozess.

In der vorliegenden Staatsexamensarbeit wurde daher den Forschungsfragen:

- *Welches Pflegeverständnis legen Lehrende dem theoretischen Unterricht in der generalistischen Pflegeausbildung zugrunde?*
- *Wie binden Lehrende den Pflegeprozess in den theoretischen Unterricht der generalistischen Pflegeausbildung ein?*

nachgegangen.

Da die Perspektive der Lehrpersonen leitend für das Forschungsvorhaben war, wurden im Rahmen eines qualitativen Ansatzes drei Lehrende im Ausbildungsgang Pflegefachfrau/ Pflegefachmann in Einzelinterviews befragt. Als Erhebungsmethode wurde das *problemzentrierte Interview* ausgewählt, um die subjektiven Sichtweise und Bedeutungszuschreibungen der Befragten zu erfassen und diese mit dem bereits bestehenden theoretischen Vorwissen der Forschenden in Bezug zu setzen.

Um einen Rückschluss auf die mögliche Handlungspraxis der Lehrenden im Hinblick auf den Einbezug von Pflegeverständnissen und Pflegeprozess in den Unterricht zu erhalten, wurde im Rahmen der Datenauswertung auf die *dokumentarische Methode* zurückgegriffen. Hierbei wurden die Interviews sowohl fallintern wie auch -übergreifend hinsichtlich möglicher individueller Orientierungsrahmen analysiert und fallübergreifend sinngenetische Aspekte abgeleitet.

In Bezug auf die *dem Unterricht zugrunde gelegten Pflegeverständnisse* seitens der Lehrenden konnten als persönliche Pflegeverständnisse zunächst die Orientierungen

- *Gestalten einer für zu Pflegende ungewohnten Situation,*
- *Erkennen und Befriedigen der Bedürfnisse zu Pflegender* sowie
- *Ausrichten und Anpassen von standardisierten Vorgaben auf die individuellen Erfordernisse der zu Pflegenden*

identifiziert werden. Hierbei zeigte sich, dass die Befragten Pflege als Beziehung auffassen, wobei die Orientierungen als unterschiedliche Nuancen der Ausgestaltung dieser Beziehung einzuordnen sind.

Darauf aufbauend konnten für das Gestalten des Pflegeunterrichts weitere Handlungsorientierungen festgestellt werden: das *Aufzeigen von Bezügen zwischen theoretischen Inhalten und praktischem Handeln,* das *Vermitteln von hard facts/ hard skills* sowie das *praktische Üben und das Herstellen emotionaler Bezüge zum Thema*.

Hinweise, ob das beschriebene Pflegeverständnis sich in den Orientierungen zur Gestaltung des Pflegeunterrichts wiederfindet, ließen sich in zwei der drei untersuchten Fälle rekonstruieren: So wurde eine Übereinstimmung der Orientierung zum Pflegeverständnis *Bedürfnisse zu Pflegender erkennen und befriedigen* mit der Orientierung zum Gestalten von Unterricht *Vermitteln von hard facts/ hard skills* ersichtlich. Diese zeichnet sich durch einen vorwiegend rational- analytischen Zugang zum pflegerischen Handeln aus, der durch die Bezugnahme auf vorwiegend naturwissenschaftlich- medizinisches Wissen sowie einen eher kognitiv geprägten Fokus gekennzeichnet ist.

Auch ließ sich eine Parallele zwischen der Orientierung zum Pflegeverständnis *Ausrichten und Anpassen von standardisierten Vorgaben auf die individuellen Erfordernisse der zu Pflegenden* sowie der Orientierung zum Gestalten des Unterrichts

praktisches Üben und das Herstellen emotionaler Bezüge zum Thema ausmachen. Hierbei ist der Zugang zum Handeln eher phänomenologisch- hermeneutisch geprägt, wobei ein wesentlicher Bezugspunkt der Unterrichtsgestaltung im erfahrungsbezogenen Lernen verortet werden kann.

Für die Orientierung zum Pflegeverständnis *Gestalten einer für zu Pflegende ungewohnten Situation* und die Orientierung zur Unterrichtsgestaltung *Aufzeigen von Bezügen zwischen theoretischen Inhalten und praktischem Handeln* ließen

10 Fazit

sich dagegen keine eindeutigen Bezüge aufeinander rekonstruieren, die sicher auf einen übergreifenden Orientierungsrahmen schließen lassen.

Die Ergebnisse der vorliegenden Arbeit bestätigen Befunde vorangegangener Forschung im Hinblick auf das Gestalten des Pflegeunterrichts am Lernort Schule: Dies gilt für das *Vermitteln von hard facts/ hard skills* sowie die Orientierung *praktisches Üben und Herstellen emotionaler Bezüge*.

Es konnten zudem Gemeinsamkeiten in der Gestaltungsweise des Unterrichts, die auf fallübergreifende sinngenetische Aspekte hinweisen können, vergleichend ermittelt werden. Hierzu zählen das *Setzen von Bezügen hinsichtlich der Bedeutung der im Unterricht am Lernort Schule vermittelten Inhalte für die Berufspraxis* und der *Einbezug eigener bzw. von den Schüler: innen eingebrachter (berufspraktischer) Erlebnisse*. Inwiefern diese Aspekte auch in weiteren Orientierungen zum Gestalten des theoretischen Pflegeunterrichts enthalten sind und wie der Einbezug berufspraktischer Erfahrungen bzw. das Aufzeigen von Relevanz sich konkret im Unterricht zeigt, könnte ein Gegenstand weiterführender Untersuchungen sein.

Im Hinblick auf den *Einbezug des Pflegeprozesses in den theoretischen Unterricht der generalistischen Pflegeausbildung* konnten folgende sinngenetische Aspekte fallübergreifend in den Orientierungen ausgemacht werden: Hierzu zählen der *Pflegeprozess selbst als Unterrichtsinhalt,* die *Anwendung in Form des Pflegeplanung- Schreibens* sowie die *diskontinuierliche Verwendungsweise*.

Hinsichtlich der Verwendungsweisen *Pflegeprozess selbst als Unterrichtsinhalt* wie auch *Anwendung in Form des Pflegeplanung- Schreibens* konnten die Ergebnisse der Forschung bereits bestehende Erkenntnisse bestätigen.

Die *diskontinuierliche Verwendungsweise* kennzeichnet, dass der Pflegeprozess überwiegend fragmentiert eingesetzt wird. Hierbei erfolgt im Unterricht eine Bezugnahme auf einzelne Schritte des Pflegeprozesses. Es konnten drei Nuancen in Form unterschiedlicher Orientierungen identifiziert werden: Bewusst einbezogen und kontextualisiert wird der Pflegeprozess in der Orientierung *schleichendes Einbinden*. In den Orientierungen *intuitives Berücksichtigen einzelner Schritte* sowie *bunt gemischtes Vorgehen* erfolgt dies jedoch nicht.

Die Ergebnisse lassen den Schluss zu, dass eine systematische Ausrichtung der Unterrichtsgestaltung am Pflegeprozess momentan überwiegend nicht erfolgt. Es fällt auf, dass die eher gering vorhandene Motivation und Relevanzzuschreibung seitens der Lernenden als Begründungsmuster für ein eher indirektes Thematisieren des Pflegeprozesses im Unterricht dienen. Weiterführend könnte zu fragen sein, wie ein Steigern der Lernmotivation und Relevanzzuschreibung erreicht werden kann oder ob ein Reflektieren der durch die Schüler: innen beschriebenen Differenzen zwischen erlebter Berufspraxis und theoretischem Unterricht hierzu fruchtbar genutzt werden könnte.

Vorannahmen, wonach Lehrende im Ausbildungsgang Gesundheit und Pflege dem Einbezug des Pflegeprozesses in den Unterricht eine eher geringe Bedeutung beimessen, können jedoch nicht vollständig bestätigt werden: Die Orientierung *schleichendes Einbinden* begründet den Einsatz des Pflegeprozesses im Unterricht über dessen Relevanz für das Erreichen des Ausbildungsziels.

Weiterführend ergeben sich hieraus folgende mögliche *Implikationen*:

Um den *bewussten und systematischen Einbezug des Pflegeprozesses in den Unterricht zu stärken*, bedarf es zunächst einer Stärkung des Bewusstseins für dessen pflegedidaktische Relevanz. Diese könnte an verschiedenen Punkten ansetzen: Bereits im Studium, d. h. der ersten Phase der Lehrer: innenbildung, könnte verstärkt auf den Pflegeprozess als eine Möglichkeit zum Strukturieren des methodischen Gangs beim Aufbau von Lernsituationen eingegangen werden. Weiterführend könnten auch im Bereich der Fortbildung Veranstaltungen an diesem Punkt ansetzen.

Zusätzlich könnten neben den bereits existierenden Handreichungen zur Konzeption von Lernsituationen auch mögliche Best- Practise- Beispiele als Inspirationsquellen für das Planen konkreter Lernsituationen unter systematischem Einbezug des Pflegeprozesses dienen. Hierbei sollte darauf geachtet werden, dass der Pflegeprozess nicht ausschließlich als Abfolge von auf empirisch abgesichertem Wissen aufbauenden Handlungsketten, sondern auch als bewusst gestalteter und reflektierter Beziehungsprozess thematisiert wird.

Es ist darauf hinzuweisen, dass die *Aussagekraft der vorgestellten Ergebnisse* durch viele Faktoren eingeschränkt ist: Diese ergeben sich zum einen aus dem Charakter der Staatsexamensarbeit als Qualifikationsarbeit und sind ausführlich unter 9.3. aufgeführt.

Im Rahmen des Fazits vorrangig zu nennen sind hierbei der nur geringe Umfang sowie die Charakteristika des Samples: Es wurden nur drei Personen befragt, die alle über einen Abschluss in einem Pflegeberuf verfügten. Zudem waren zwei der drei Befragten pädagogische Berufseinsteiger: innen. Weiterführende Forschung kann an einer Erweiterung des Samples im Sinne der „*Heterogenität des Untersuchungsfelds*" (Kruse 2015, 241; Hervorhebung im Original) ansetzen: Hier gilt es bspw. zu fragen, welche weiteren Pflegeverständnisse Pflegelehrende mit unterschiedlicher bzw. nicht vorhandener beruflicher Vorsozialisation in die Gestaltung des Unterrichts einbringen bzw. wie diese den Pflegeprozess im Unterricht einsetzen.

Über die Einzelinterviews wurden *Ausschnitte* individueller Orientierungsrahmen und mögliche sinngenetische Aspekte erhoben, ein Rückschluss auf kollektive Orientierungen im Sinne einer validen sinn- bzw. soziogenetischen

10 Fazit

Typenbildung ist allerdings nicht möglich. Für das Erfassen kollektiver Orientierungsrahmen Pflegelehrender bieten sich neben einer größeren Anzahl von Einzelinterviews zudem ergänzend Gruppendiskussionen zur genannten Fragestellung an.

Die in den Einzelinterviews enthaltenen Beschreibungen bieten erste Anhaltspunkte zur Verwendung von Pflegeverständnissen und Pflegeprozess im Unterricht. Für ein differenzierteres Erfassen der Verwendungsweisen im Hinblick auf das tatsächliche Gestalten des Unterrichts sind zudem teilnehmende Beobachtungen sinnvoll: Sie ermöglichen das Erfassen nicht verbalisierter Verhaltensweisen sowie die Interaktion und das tatsächliche Gestalten des Unterrichts.

Die vorliegende Staatsexamensarbeit hatte einen ersten empirischen Einblick in die Verwendungsweise von Pflegeverständnissen sowie des Pflegeprozesses zum Ziel. Sie bestätigt bereits bestehende Forschungsergebnisse in Bezug auf die der Gestaltung des theoretischen Unterrichts zugrundeliegenden pflegerischen und didaktischen Verständnisse und ermöglicht zugleich erste Aufschlüsse über den tatsächlichen Einbezug des Pflegeprozesses in den Unterricht in der generalistischen Pflegeausbildung.

Literaturverzeichnis

American Nurses Association [= ANA] (o.J.): The Nursing Process, [online] https://www.nursingworld.org/practice-policy/workforce/what-is-nursing/the-nursing-process/, [12.04.2023].

Bakels, Elena (2018): *Klinikschulen der Kinder- und Jugendpsychiatrie. Eine rekonstruktive Studie zum professionellen Habitus von Kliniklehrkräften*, Wiesbaden: Springer VS.

Bartholomeyczik, Sabine (2003): Zum Gegenstand beruflicher Pflege. Eine Einführung, in Deutscher Verein für Pflegewissenschaft e.V. (Hrsg.), *Das Originäre der Pflege entdecken. Pflege beschreiben, erfassen, begrenzen*, Frankfurt/ Main: Mabuse, 7–12.

Beer, Dominik & Christoph Meinhardt (2020): Die Einstellung zum Advanced Nursing Process. Wie sich fallbezogener klinischer Unterricht darauf auswirkt, in *Pro Care*, Jg. 25, Nr. 1–2, 42–45.

Bohnsack, Ralf (2020): Die Mehrdimensionalität der Typenbildung und ihre Aspekthaftigkeit, in Eccarius, Jutta & Burkhard Schäffer (Hrsg.): *Typenbildung und Theoriegenerierung. Methoden und Methodologien qualitativer Bildungs- und Biographieforschung*, Opladen u.a.: Barbara Budrich, 2. erw. Auflage, 21–48.

Bohnsack, Ralf (2014): Orientierungsmuster, in ders., Marotzki, Winfried und Michael Meuser (Hrsg.): *Hauptbegriffe Qualitativer Sozialforschung*, Opladen & Farming Hills: Barbara Budrich, 3. überarb. Aufl., 132–133.

Bohnsack, Ralf (2013): Typenbildung, Generalisierung und komparative Analyse: Grundprinzipien der dokumentarischen Methode, in ders., Nentwig- Gesemann, Iris & Arndt- Michael Nohl (Hrsg.): *Die dokumentarische Methode und ihre Forschungspraxis. Grundlagen qualitativer Sozialforschung*, Wiesbaden: Springer VS, 3. überarb. Aufl., 241–270.

Bohnsack, Ralf (2008): *Rekonstruktive Sozialforschung. Einführung in qualitative Methoden*, Opladen & Farming Hills: Barbara Budrich, 8. durchges. Aufl.

Bohnsack, Ralf (2003): Dokumentarische Methode und sozialwissenschaftliche Hermeneutik, in *Zeitschrift für Erziehungswissenschaft*, Jg. 6, Nr. 4, 550–570.

Bohnsack, Ralf, Nentwig- Gesemann, Iris & Arndt- Michael Nohl (2013): Einleitung: Die dokumentarische Methode und ihre Forschungspraxis, in dies (Hrsg.): *Die dokumentarische Methode und ihre Forschungspraxis. Grundlagen qualitativer Sozialforschung*, Wiesbaden: Springer VS, 3. überarb. Aufl., 9–32.

Büker, Christa (2019): Die Pflegebeziehung – Begriff, Besonderheiten, Bedeutung, in dies. & Julia Lademann (Hrsg.): *Beziehungsgestaltung in der Pflege*, Stuttgart: Kohlhammer, 15–43.

Bundesministerium für Familie, Senioren, Frauen und Jugend [= BMFSFJ 2020] (2020): Neue Pflegeausbildungen, [online] https://www.bmfsfj.de/bmfsfj/themen/aeltere-menschen/berufsfeld-pflege/neue-pflegeausbildungen/neue-pflegeausbildungen-77264, [20.04.2023].

Büscher, Christiane (2006): Pflege be- greifen. Handlungsorientierung – ein Schlagwort unter der Lupe, in *PADUA*, Jg. 1, Nr. 3, 36–45.

Bräutigam, Christoph (2003): Situationsverstehen im Pflegeprozess, in Deutscher Verein für Pflegewissenschaft e.V. (Hrsg.): *Das Originäre der Pflege entdecken. Pflege beschreiben, erfassen, begrenzen*, Frankfurt/ Main: Mabuse, 117–146.

Center for Nursing Classification and Clinical Effectiveness, The University of Iowa [= CNC] (2023): CNC Fact Sheet, [online] https://nursing.uiowa.edu/cncce/facts, [13.04.2023].

Curriculare Arbeit der Pflegeschulen in Berlin unterstützen [=CurAP] (2021): Themenspezifische didaktische Impulse für die neue Pflegeausbildung, [onlinehttps://kopa-bb.de/wp-content/uploads/2021/12/Themenspezifische_didaktische_Impulse_fuer_die_neue_Pflegeausbildung_2021.pdf, [16.10.2022].

Darmann- Finck, Ingrid & Andreas Baumeister (2022): Fortbildungsbedarf von Pflegelehrerinnen und Pflegelehrern, in Kögler, Kristina, Weyland, Ulrike & H.- Hugo Kremer (Hrsg.): *Jahrbuch der berufs- und wirtschaftspädagogischen Forschung 2022*, Opladen: Barbara Budrich, 275–291.

Darmann- Finck, Ingrid (2020a): Die Interaktionistische Pflegedidaktik, in dies. & Karl-Heinz Sahmel (Hrsg.): *Pädagogik im Gesundheitswesen*, Springer Reference Pflege- Gesundheit- Therapie, [online] https://doi.org/10.1007/978-3-662-61428-0_16-1.

Darmann- Finck, Ingrid (2020b): Curriculumtheorie, Curriculumforschung und Curriculumentwicklung in den Gesundheitsfachberufen, in dies. & Karl- Heinz Sahmel (Hrsg.): *Pädagogik im Gesundheitswesen*, Springer Reference Pflege- Gesundheit- Therapie, https://doi.org/10.1007/978-3-662-61428-0_34-1.

Darmann, Ingrid (2000): *Kommunikative Kompetenz in der Pflege. Ein pflegedidaktisches Konzept auf der Basis einer qualitativen Analyse der pflegerischen Kommunikation*, Stuttgart u.a.: Kohlhammer.

Deiters, Marion, Garcia, Ella & Jandra Lopez Anaya (2010): Der Pflegeprozess im Unterrichtsverlauf. Praxisorientiertes Einüben in Möglichkeiten der Pflegeplanung, in *PADUA*, Jg. 5, Nr. 5, 6–11.

Deutsche Gesellschaft für Pflegewissenschaft e.V. [= DGP] (2017): Ethikkodex Pflegeforschung der Deutschen Gesellschaft für Pflegewissenschaft, [online] https://dg-pflegewissenschaft.de/wp-content/uploads/2017/05/Ethikkodex-Pflegeforschung-DGP-Logo-2017-05-25.pdf, [06.12.2022].

Döring, Nicola & Jürgen Bortz (2016): *Forschungsmethoden und Evaluation in den Sozial- und Humanwissenschaften*, Berlin & Heidelberg: Springer.

Döttlinger, Beatrix (2020): Gestisch- kommunikatives Handeln zur Beziehungs- und Interaktionsgestaltung am Beispiel von Menschen mit Demenz, in *Pflege & Gesellschaft*, Jg. 25, Nr. 1, 19–33.

Dresing, Thorsten & Thorsten Pehl (2018): *Praxisbuch Interview, Transkription und Analyse. Anleitungen und Regelsysteme für qualitativ Forschende*, Marburg: Eigenverlag.

Eberhardt, Doris (2014): Der Blick für das Wesentliche. Pflegepraktiker zu Akteuren einer Evidence-basierten Praxis ausbilden, in *PADUA*, Jg. 9, Nr. 4, 213–221.

Engelke- Herrmansfeldt, Anga & Julia Krämer (2022): Der Habitus von Pflegepädagog*innen als Aspekt des beruflichen Selbstverständnisses. Vorschlag für eine Arbeitshypothese, in *Pädagogik der Gesundheitsberufe*, Jg. 9, Nr. 3, 158–170.

Fachkommission nach §53 Pflegeberufegesetz [= Fachkommission] (2020): Begleitmaterialien zu den Rahmenplänen der Fachkommission nach § 53 PflBG, [online] https://www.bibb.de/dienst/veroeffentlichungen/de/publication/download/16613, [10.10.2022].

Fachkommission nach §53 Pflegeberufegesetz [= Fachkommission] (2019): Rahmenpläne der Fachkommission nach § 53 PflBG. Rahmenlehrpläne für den theoretischen und praktischen Unterricht, [online] https://www.bundesgesundheitsministerium.de/filead min/Dateien/3_Downloads/P/Pflegeberufegesetz/2019_pflgb_rahmenplaene-der-fachko mmission.pdf, [11.10.2022].

Fichtmüller, Franziska & Anja Walter (2007): *Pflegen lernen. Empirische Begriffs- und Theoriebildung zum Wirkgefüge von Lernen und Lehren beruflichen Pflegehandelns*, Göttingen: V&R unipress.

Fichtmüller, Franziska (2006): Handlungstheoretische Reflexionsebenen in der Pflegedidaktik. Ein Instrument zur Analyse von Handlungsbegriffen in pflegedidaktischen Zusammenhängen, in *Pflege & Gesellschaft*, Jg. 11, Nr. 2, 157–169.

Fiechter, Verena & Martha Meier (1993): *Pflegeplanung. Eine Anleitung für die Praxis*, Basel: RECOM.

Friesacher, Heiner (2008): *Theorie und Praxis pflegerischen Handelns. Begründung und Entwurf einer kritischen Theorie der Pflegewissenschaft*, Osnabrück: V&R unipress.

Georg, Jürgen (2022): Advanced Care Planning, in *PADUA*, Jg. 17, Nr. 1, 3–7.

Gerlach, Anke (2013): *Professionelle Identität in der Pflege. Akademisch Qualifizierte zwischen Tradition und Innovation*, Frankfurt/Main: Mabuse.

Hatziliadis, Myofora (2019): Veränderungen als Herausforderungen für Pflegeschulen. Generalistische Pflegeausbildung gestalten als Aufgabe von Schulleitung und Lehrenden, in *PADUA*, Jg. 14 Nr. 3, 155–160.

Helfferich, Cornelia (2011): *Die Qualität qualitativer Daten. Manual für die Durchführung qualitativer Interviews*, Wiesbaden: VS, 4. Aufl.

Helmut- Schmidt- Universität der Bundeswehr, Professur für Erziehungswissenschaften [=HSU] (2022): Liste von Publikationen mit Bezug zur dokumentarischen Methode, [online] https://www.hsu-hh.de/systpaed/dokumentarische-methode, [21.04.2023].

Hoffmann, Nicole (2018): *Dokumentenanalyse in der Bildungs- und Sozialforschung. Überblick und Einführung*, Weinheim & Basel: BeltzJuventa.

Huhn, Siegfried (2016): Essen reichen will gelernt sein, in *Die Schwester Der Pfleger*, Jg. 55, Nr. 9, [online] https://www.bibliomed-pflege.de/sp/artikel/30001-essenreichen-will-gelernt-sein, [04.04.2023].

Hülsken- Giesler, Manfred (2008): *Der Zugang zum Anderen. Zur theoretischen Rekonstruktion von Professionalisierungsstrategien pflegerischen Handelns im Spannungsfeld von Mimesis und Projektion*, Osnabrück: V&R unipress.

Implementierung der Ausbildung nach Pflegeberufegesetz an sächsischen Berufsfachschulen [= IPfleB- BFS] (2022): Projektübersicht, [online] https://tu-dresden.de/gsw/ew/

ibbd/gp/forschung/forschungsprojekte-1/implementierung-der-ausbildung-nach-pflege berufegesetz-an-saechsischen-berufsfachschulen, [18.04.2023].

Kleemann, Frank, Krähnke, Uwe & Ingo Matuschek (2009): *Interpretative Sozialforschung. Eine Einführung in die Praxis des Interpretierens*, Wiesbaden: Springer VS, 2. akt. Auflage.

Kohlbrunn, Yvonne (2020): Problemzentriertes Interview, [online] https://methodenzentrum.ruhr-uni-bochum.de/e-learning/qualitative-erhebungsmethoden/qualitative-interviewforschung/unterschiedliche-formen-qualitativer-interviews/problemzentriertes-interview/, [03.11.2022].

Kühme, Benjamin (2022): Theoriegeleitetes Handeln als pflegerisches Bildungsmuster. Teil I: Empirischer Zugang, in *PADUA*, Jg. 17, Nr. 3, 125–131.

Landesamt für Schule und Bildung Sachsen [= LASUB] (2021): Operatoren in der beruflichen Bildung, [online] https://publikationen.sachsen.de/bdb/artikel/39372, [23.04.2023].

Leoni- Scheiber, Claudia (2005): *Didaktik Pflegeprozess. Ein Leitfaden für den Unterricht*, Wien: Facultas.

Nationales Mustercurriculum Kommunikative Kompetenz in der Pflege [= NAKOMM] (2019): Herzlich willkommen beim Mustercurriculum Kommunikative Kompetenz in der Pflege, [online] http://nakomm.ipp.uni-bremen.de/, [18.04.2023].

Neu kreieren statt addieren [=NEKSA] (2023): Materialien, [online] https://www.b-tu.de/fg-bildungswissenschaften-gesundheit/forschung/neu-kreieren-statt-addieren/materialien#c276234, [18.04.2023].

Nohl, Arndt- Michael (2017): *Interview und Dokumentarische Methode. Anleitung für die Forschungspraxis*, Wiesbaden: Springer VS, 5. aktual. & erw. Aufl.

Nohl, Arndt- Michael (2013): Komparative Analyse. Forschungspraxis und Methodologie dokumentarischer Interpretation, in: Bohnsack, Ralf, Nentwig- Giesemann, Iris & Arndt- Michael Nohl (Hrsg.): *Die dokumentarische Methode und ihre Forschungspraxis. Grundlagen qualitativer Sozialforschung*, Wiesbaden: Springer VS, 3. überarb. Aufl., 271–293.

Olbrich, Christa (2023): Pflegekompetenz aktuell, in *PADUA*, Jg. 18, Nr. 2, 76–78.

Paschke, Jürgen (2020): Pflegeprozessplanung als Vorbehaltstätigkeit, in *Pflege Zeitschrift*, Jg. 73, Nr. 8, 57–59.

Peters, Miriam, Falkenstern, Malte, Meng, Michael, Scheele, Melanie & Lena Dorin (2022): Arbeitsbereich 2.6. Forschungsprogramm zur Pflegebildung und zum Pflegeberuf für den Zeitraum 01/2022–12/2022, [online] https://www.bibb.de/dienst/publikationen/de/17913, [19.01.2023].

Przyborski, Aglaja & Monika Wohlrab- Sahr (2014): *Qualitative Sozialforschung. Ein Arbeitsbuch*, München: Oldenbourg, 4. erw. Auflage.

Reiber, Karin, Winter, Maik H.-J. & Sascha Mosbacher- Strumpf (2015): *Berufseinstieg in die Pflegepädagogik. Eine empirische Analyse von beruflichem Verbleib und Anforderungen*, Lage: Jacobs, [online] https://www.dr-reiber.de/wp-content/uploads/2020/Reiber-Karin_Berufseinstieg-in-die-Pflegepaedagogik.pdf, [19.04.2023].

Remmers, Hartmut (2011): Pflegewissenschaft als transdisziplinäres Konstrukt – Einleitung, in: ders. (Hrsg.), *Pflegewissenschaft im interdisziplinären Dialog. Eine Forschungsbilanz*, Osnabrück: V&R unipress, 7–50.

Remmers, Hartmut (2000): *Pflegerisches Handeln. Wissenschafts- und Ethikdiskurse zur Konturierung der Pflegewissenschaft*, Bern u.a.: Hans Huber.

Literaturverzeichnis

Riedl, Alfred & Andreas Schelten (2013): *Grundbegriffe der Pädagogik und Didaktik beruflicher Bildung*, Stuttgart: Franz Steiner.

Sächsisches Staatsministerium für Kultus [= SMK] (2020): Lehrplan Berufsfachschule. Pflegefachfrau/ Pflegefachmann, [online] https://www.schulportal.sachsen.de/lplandb/index.php?lplanid=592&lplansc=oAi5Q0sptdSBd4cMQvWn&token=081867aa9c7618be7d463eb6b76f28a4, [04.04.2023].

Saul, Surya & Anke Jürgensen (2021): Handreichung für die Pflegeausbildung am Lernort Schule. Erläuterungen des PflBG, der PflAPrV und Empfehlungen für die Erstellung schuleigener Curricula in Anlehnung an die Rahmenlehrpläne der Fachkommission nach § 53 PflBG, [online] https://www.bibb.de/dienst/publikationen/de/17389, [12.04. 2023].

Schäffer, Burkhard (2020): Typenbildende Interpretation, Ein Beitrag zur methodischen Systematisierung der Typenbildung der Dokumentarischen Methode, in: Eccarius, Jutta & ders. (Hrsg.): *Typenbildung und Theoriegenerierung. Methoden und Methodologien qualitativer Bildungs- und Biografieforschung*, Opladen u.a.: Barbara Budrich, 2. erw. Auflage, 65–88.

Schau in meine Welt! I Kinder: Josephine und das Gewitter im Kopf I ARD Mediathek (o.J.): [online] https://www.ardmediathek.de/video/schau-in-meine-welt-oder-kinder/josephine-und-das-gewitter-im-kopf/hr-fernsehen/Y3JpZDovL2hyLW9ubGluZS8xNTk5OTg?isChildContent=, [04.04.2023].

Schewior- Popp, Susanne (2014): *Lernsituationen planen und gestalten. Handlungsorientierter Unterricht im Lernfeldkontext*, Stuttgart/ New York: Thieme.

Schneider, Kordula (2003): Orientierungshilfen für die Einführung von Handlungsorientierung, in dies, Meyer- Brinkendriesch, Elfriede & Alfred Schneider (Hrsg.): *Pflegepädagogik. Für Studium & Praxis*, Heidelberg: Springer, 2. Aufl., 115–126.

Sekretariat der Kultusministerkonferenz [= KMK] (2021): Handreichung für die Erarbeitung von Rahmenlehrplänen der Kultusministerkonferenz für den berufsbezogenen Unterricht in der Berufsschule und ihre Abstimmung mit Ausbildungsordnungen des Bundes für anerkannte Ausbildungsberufe, [online] https://www.kmk.org/fileadmin/veroeffentlichungen_beschluesse/2021/2021_06_17-GEP-Handreichung.pdf, [10.10.2022].

Simon, Julia (2019): *Pflegewissenschaftliche Ansprüche in der Unterrichtsplanung. Eine empirische Untersuchung*, Bamberg: University of Bamberg Press, https://doi.org/10.20378/irbo-54150.

Steinke, Ines (2017): Gütekriterien qualitativer Forschung, in Flick, Uwe, Kardorff, Ernst von & Ines Steinke (Hrsg.): *Qualitative Forschung. Ein Handbuch*, Reinbek bei Hamburg: Rowohlt Taschenbuch, 319–331.

Uzarewicz, Charlotte & Michael Uzarewicz (2005): *Das Weite suchen. Einführung in eine phänomenologische Anthropologie für Pflege*, Stuttgart: Lucius & Lucius.

Walter, Anja & Nadine Schachmann (2022): 1. Zwischenbericht zum Projekt: Implementierung der Ausbildung nach Pflegeberufegesetz an sächsischen Berufsfachschulen (IPfleB- BFS), [online] https://tu-dresden.de/gsw/ew/ibbd/gp/ressourcen/dateien/forschung/Forschung-aktuelle-Projekte/IPfleB-BFS/Zwischenbericht_IPfleB_BFS.pdf?lang=de, [17.04. 2023].

Walter, Anja (2015): Der phänomenologische Zugang zu authentischen Handlungssituationen – ein Beitrag zur empirischen Fundierung von Curriculumentwicklungen, [online] http://www.bwpat.de/spezial10/walter_gesundheitsbereich-2015.pdf, [16.04.2023].

Weidner, Frank (2019): Künftig mehr Verantwortung für Pflegende, in *Pflege Zeitschrift*, Jg. 72, Nr. 1, 10–13.

Weidner, Frank (2004): *Professionelle Pflegepraxis und Gesundheitsförderung. Eine empirische Untersuchung über Voraussetzungen und Perspektiven des beruflichen Handelns in der Krankenpflege*, Frankfurt/ Main: Mabuse.

Wilkinson, Judith M. (2012): *Das Pflegeprozess- Lehrbuch*, Bern: Hans Huber.

Witzel, Andreas (2000): Das problemzentrierte Interview. 25 Absätze, in *Forum Qualitative Sozialforschung*, Jg. 1, Nr. 1., [online] https://doi.org/10.17169/fqs-1.1.1132, [03.11.2022].

Witzel, Andreas (1985): Das problemzentrierte Interview, in Jütermann, Gerd (Hrsg.), *Qualitative Forschung in der Psychologie: Grundfragen, Verfahrensweisen, Anwendungsfelder*, Weinheim: Beltz, 227–255.

Witzel, Andreas & Herwig Reiter (2022): *Das problemzentrierte Interview – eine praxisorientierte Einführung*, Weinheim & Basel: BeltzJuventa.

World Health Organization Regional Office for Europe [=WHO] (1987): *People's Needs for Nursing Care. A European Study*, Copenhagen: WHO.

SPRINGER NATURE

GPSR Compliance

The European Union's (EU) General Product Safety Regulation (GPSR) is a set of rules that requires consumer products to be safe and our obligations to ensure this.

If you have any concerns about our products, you can contact us on ProductSafety@springernature.com

In case Publisher is established outside the EU, the EU authorized representative is:

Springer Nature Customer Service Center GmbH
Europaplatz 3
69115 Heidelberg, Germany

The manufacturer's authorised representative in the EU is Springer Nature Customer Service Centre GmbH, Europaplatz 3, 69115 Heidelberg, Germany. If you have any concerns regarding our products, please contact ProductSafety@springernature.com

Printed and bound by CPI Group (UK) Ltd, Croydon, CR0 4YY
26/03/2026
02078933-0006